ÉTUDE

SUR

LA THYROÏDECTOMIE

PAR

LE DOCTEUR B. BOYER

EX-INTERNE, LAURÉAT DES HÔPITAUX DE LYON

(Prix Bonnet 1881)

LYON

TYPOGRAPHIE ET LITHOGRAPHIE DE J. GALLET

2, Rue de la Poulaillerie, 2.

1884

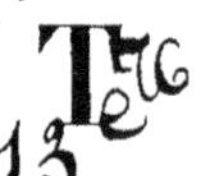

ÉTUDE

SUR

LA THYROÏDECTOMIE

.LYON. — IMPRIMERIE J. GALLET, RUE DE LA POULAILLERIE, 2.

ÉTUDE

SUR

LA THYROÏDECTOMIE

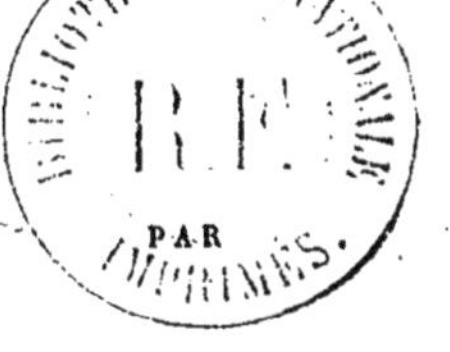

PAR

LE DOCTEUR B. BOYER

EX-INTERNE, LAURÉAT DES HÔPITAUX DE LYON

(Prix Bonnet 1884)

LYON

TYPOGRAPHIE ET LITHOGRAPHIE DE J. GALLET

2, Rue de la Poulaillerie, 2.

—

1884

AVANT-PROPOS

L'idée de cette étude nous a été suggérée par notre
maître, M. le professeur Poncet, c'est grâce à ses conseils
éclairés que nous avons pu la conduire à bonne fin.
Notre désir a été d'exposer les principes généraux qui
doivent guider l'opérateur dans l'extirpation des goîtres.
Un travail de ce genre doit surtout s'appuyer sur la
pratique des divers chirurgiens qui ont fait eux-mêmes
cette opération. C'est de l'analyse des travaux les plus
récents écrits sur cette question que nous avons pu tirer
quelques indications sur le diagnostic des tumeurs du
corps thyroïde, sur le manuel opératoire et les accidents
de la thyroïdectomie. Dans un chapitre « historique »
nous avons essayé de retracer les diverses phases par les-
quelles a passé cette opération, tantôt prônée à ou-
trance, tantôt complètement délaissée. Notre ambition
n'a pas été de donner un compte rendu de toutes les

opérations pratiquées jusqu'à nos jours. On trouvera ce travail fait très complètement dans un mémoire de M. Liebrecht, assistant à l'Université de Liège.

M. le professeur Létiévant, chirurgien titulaire de l'Hôtel-Dieu de Lyon a bien voulu nous permettre de publier la relation d'une thyroïdectomie qu'il a pratiquée avec succès ; nous lui en témoignons ici notre vive reconnaissance.

Nous ne saurions entrer en matière sans exprimer nos sentiments de respectueuse gratitude à nos maîtres dans les hôpitaux : MM. les professeurs Gailleton, Lépine, Létiévant, Ollier, Poncet ; MM. Raymond Tripier et Clément, médecins des hôpitaux, M. Daniel Mollière chirurgien-major de l'Hôtel-Dieu. Ils nous ont prodigué leurs leçons avec la plus grande bienveillance pendant notre passage dans leur service.

La collaboration précieuse de notre collègue et ami, P. Hyvernat, nous a permis de consulter les écrits de quelques auteurs allemands ; nos collègues et amis, MM. Eparvier et A. Pollosson, ont bien voulu nous communiquer plusieurs observations recueillies dans le service chirurgical de l'Hôpital de la Croix-Rousse. Nous les prions de recevoir nos sincères remerciements.

Nous remercions enfin M. le professeur Poncet qui nous a fait l'honneur d'accepter la présidence de notre thèse.

CHAPITRE PREMIER

Historique

L'ablation de la glande thyroïde a été considérée de tout temps comme une des plus graves opérations de la chirurgie. En effet, cet organe, pour ainsi dire enchâssé au milieu d'un cercle artériel et veineux des plus importants, semblait par ses connexions intimes avec le faisceau vasculo-nerveux de la région sous-hyoïdienne défier toute tentative d'extirpation dirigée contre lui.

Les chirurgiens du commencement de ce siècle, Dupuytren, Desault, n'ont porté le bistouri sur cette région dangereuse que sur les pressantes sollicitations de leurs malades. Ajoutons que le succès n'est point venu couronner ces premières tentatives et que le souvenir de ces cas malheureux fit repousser en 1820 par l'Académie Royale de chirurgie jusqu'à l'*idée de cette opération*.

La thyroïdectomie, même pratiquée par des mains habiles, est en effet semée d'écueils redoutables. Les hémorrhagies foudroyantes, l'entrée de l'air dans les veines, l'asphyxie pendant l'opération, la section de nerfs

importants, tels sont les accidents provoqués par l'opération. Si le malade ne meurt pas sous le couteau, il est
encore exposé à la septicémie, aux fusées purulentes,
aux hémorrhagies secondaires, complications redoutables
entre toutes, et qui peuvent emporter le malade alors
que le chirurgien se félicitait déjà de l'heureuse issue
de son intervention.

L'hémorrhagie et la septicémie, tels sont les accidents
les plus formidables de la thyroïdectomie. C'est contre
ces complications que depuis bientôt un siècle les chirurgiens ont dirigé tous leurs efforts.

L'hémorrhagie foudroyante provoquée par l'ouverture
d'un des nombreux vaisseaux qui forment à la thyroïde
une double ceinture artérielle et veineuse, avait telle-
ment effrayé les premiers opérateurs, qu'ils abandon-
nèrent bientôt le bistouri, pour recourir aux divers procédés d'écrasement linéaire, de ligature sous-cutanée
ou d'extirpation par l'anse galvanique. Les injections
interstitielles, l'incision, le drainage des cavités kystiques, la cautérisation, tout fut mis en œuvre pour prévenir l'effusion du sang. Mais tous ces procédés créaient
un foyer de suppuration, par suite, une cause d'infection et de septicémie. Résultats incomplets ou nuls,
d'une part, dangers de la suppuration, d'autre part, ont
provoqué l'avénement de nouveaux modes d'intervention.

Les divers perfectionnements apportés à la *technique
hémostatique, la méthode antiseptique* rigoureusement
appliquée, en prévenant la suppuration, et rendant le
chirurgien maître des hémorrhagies, ont rendu à l'instrument tranchant sa suprématie. Le bistouri seul, en

effet, peut enlever jusqu'à ses dernières limites la production morbide, assurer au malade un prompt rétablissement et prévenir dans la mesure du possible toutes les chances de récidive. Les méthodes fondées sur l'écrasement, le drainage, etc., ne seront que des subterfuges, des méthodes palliatives, qui, d'ailleurs, n'ont jamais eu grand succès. L'hémorrhagie n'atteindra jamais de dangereuses proportions, si le chirurgien, avant de porter le couteau sur ces régions dangereuses, a soin de saisir *entre deux ligatures* les vaisseaux de quelque importance, et de procéder à l'extirpation de la glande thyroïde, sa capsule incisée, plutôt avec les doigts qu'avec le bistouri.

Nous diviserons cet aperçu historique en trois paragraphes. Le premier sera consácré aux opérations tentées au commencement du siècle, le second retracera l'histoire des diverses méthodes employées pour prévenir le danger de l'hémorrhagie : écrasement linéaire, galvanocaustie, etc. Dans une dernière partie, nous verrons comment un manuel opératoire plus précis, des précautions antiseptiques rigoureuses, ont fait de la thyroïdectomie une opération digne d'entrer dans la pratique et donnant déjà de remarquables résultats.

§ I.

Celse (1) conseille l'excision du goître, et il préfère même cette opération à l'usage du feu dans le traitement

(1) *De re medica,* lib. VII, cap. IV, section 1, page 407, in-12, Paris, 1772.

du bronchocèle; car, après avoir dit de cette affection *Potest adurentibus medicamentis curari*, il ajoute bientôt : *sed scalpelli curatio brevior est. Medio tumore una linea inciditur usque ad tunicam : deinde vitiosus sinus ab integro corpore digito separatur, totusque cum velamento suo eximitur.* Celse a probablement en vue dans ce passage quelque poche enkystée que seule on pourrait conseiller d'enlever en totalité.

Haller (1) se contente d'émettre des doutes sur la possibilité de cette extirpation.

Albucasis (2) regarde l'excision de la glande thyroïde comme funeste : *infausta*, dit-il, *ob percissas arterias.* Lassus (3) dit que dans le cas de squirrhe de la thyroïde qui serait le seul néoplasme pour lequel on pourrait songer à l'excision de cette glande, les adhérences de la tumeur aux parties voisines rendraient l'opération très périlleuse. Cet auteur rapporte d'après Gooch (4), chirurgien anglais, les deux premiers exemples concluants d'extirpation de la thyroïde.

« J'assistai, dit Gooch, à une opération par laquelle on se proposait d'exciser la glande thyroïde devenue très volumineuse. Celui qui s'en était chargé était un habile chirurgien, mais lorsque son opération fut à moitié faite, il survint une hémorrhagie considérable qui l'empêcha de continuer. La malade vécut encore huit jours, pendant lesquels on ne put jamais arrêter l'hémorrhagie. »

« Je me rappelle, dit-il, une autre opération pour

(1) *Opuscul. patholog.*, p. 18.
(2) *Præfat*, p. 1 et p. 2, XLII-XLIV.
(3) *Patholog. Chirurg.* tome I. p. 410, in-8°, Paris.
(4 *Cases in Surgery*, appendix, p. 134.

laquelle on me demanda mon avis... L'hémorrhagie manqua d'être mortelle. On ne vint à bout de sauver la vie de la malade que parce que plusieurs personnes firent, sans interruption, pendant une semaine entière, jour et nuit, une compression avec leurs doigts appuyés sur la plaie. »

Desault pratiqua en 1791 l'extirpation partielle de la thyroïde. On lit une observation recueillie par Giraud (1) qui atteste l'heureux succès de cette opération. Il s'agissait d'une tumeur squirrheuse occupant le lobe droit de la glande. Ce lobe seul fut enlevé. Il n'y eut aucune menace d'hémorrhagie, ni pendant, ni après l'opération. La guérison fut achevée au bout de 34 jours.

Dans un autre cas, Desault fut moins heureux. Il entreprit cette opération sur une femme. Le sang donna avec une telle violence que l'opération dut rester inachevée. Desault lia la portion de thyroïde qui avait été incisée. La malade mourut.

Rullier cite dans sa thèse inaugurale (2) une malade âgée de 28 ans, à laquelle Dupuytren pratiqua l'ablation totale de la thyroïde. Six mois plus tard, en présence de l'accroissement continu de la tumeur et des accidents qu'elle provoquait : dyspnée, dysphagie, accès de suffocation et sur les pressantes sollicitations de la malade, Dupuytren pratiqua l'ablation totale de la thyroïde qui pesait 1202 grammes et contenait plusieurs petits kystes

---

(1) *OEuvres chirurg. de Desault*, tom. II, p. 298, Paris, 1801, 2me édition.

(2) *Recherches et observations touchant l'emploi des opérations de la Chirurgie dans le traitement du goître.* Paris, 1808, no 110.

et quelques noyaux squirrheux. Pendant l'opération, la malade ne perdit que *quelques cuillerées de sang*, grâce à la précaution que prit Dupuytren de procéder très lentement et de ne sectionner les vaisseaux qu'entre deux ligatures. La malade succomba trente-cinq heures après l'opération. « Le nerf récurrent droit avait été coupé; à gauche, le même nerf était *livide et putréfié*. Le médiastin était infiltré de pus (1). »

Percy aurait communiqué à l'auteur précédent l'histoire du marquis de A***, capitaine en garnison à Strasbourg. Celui-ci s'adressa au chirurgien de son régiment et le pria de le débarrasser d'un goître qui l'incommodait par son volume. Le patient mourut d'hémorrhagie pendant l'opération.

L'Académie royale de chirurgie, Desault peut être seul excepté, repoussait jusqu'à l'idée même de cette opération. Elle n'est pas mentionnée dans les traités de médecine opératoire de Sabatier et Lassus. Les membres de l'Académie de chirurgie fondent leur opinion sur ce que, dans le goître, l'hémorrhagie est le plus souvent insurmontable.

Rullier admet cependant que l'opération bien faite, comme dans le cas de Dupuytren, met à l'abri de l'hémorrhagie; mais il signale un autre écueil non moins redoutable : l'infection de la plaie, accident auquel succomba la malade de Dupuytren. Une autre extirpation de goître fut faite par cet opérateur quelques années plus tard mais sans plus de succès.

(1) Rullier, article « Goître » *in Dict. des sciences médicales*, t. XVIII, p. 557.

§ II

L'hémorrhagie étant considérée comme le plus grand danger de l'extirpation du goître, Mayor (de Lausanne)(1) appliqua, pour la prévenir, son procédé de ligature en masse à l'ablation du corps thyroïde. Il obtint par ce nouveau procédé deux succès sur trois observations. Voici de quelle façon il procédait : On fait sur la partie antérieure de la tumeur une incision au bistouri. Cette incision est longitudinale. On dissèque environ la moitié antérieure du goître puis on glisse la ligature en arrière de la masse morbide. En serrant le lien on la pédiculise. Chaque 'jour on serre la ligature avec un tourniquet ou un serre-nœud.

Rigal (de Gaillac) adopte l'idée de Mayor, mais il ne fait pas d'incision cutanée. Il divise le pédicule de la tumeur en deux ou trois pédicules secondaires en traversant la peau avec une aiguille. Puis, quand il a appliqué une série de ligatures assez considérable, il les serre avec le serre-nœud ordinaire.

Cette méthode de ligature en masse expose à de graves accidents. La tumeur étranglée par la ligature tombe en gangrène et cette masse mortifiée peut donner lieu à des accidents graves, ainsi que le prouve une observation de Ballard (2).

Hirtz (de Strasbourg), en 1841, obtint deux succès par le

(1) *Traité de la ligature en masse*, p. ?5-273, Paris 1826.
(2) Ballard, Goître guéri par la ligature sous-cutanée. — *Archives génér. de Médecine*, 4ᵉ série t, XI p. 226. 1846.

procédé de Mayor; Bach et Sédillot l'employèrent également.

Ces divers procédés n'obtinrent pas un grand succès ;
aussi en 1830 la plupart des chirurgiens étaient-ils op-
posés à l'extirpation. Blandin, en 1836, pratiqua une
ablation qui ne fut pas suivie de succès.

Nélaton (1) opéra, en 1835, un jeune homme de 20 ans
qui succomba.

Roux pratiqua trois thyroïdectomies. Les deux premières furent des extirpations partielles. Dans le premier
cas il s'agit d'un homme de 22 ans. L'hémorrhagie fut
évaluée à une livre et demie de sang. Le malade mourut
de pneumonie.

Dans le deuxième cas, il pratiqua sur une femme de
23 ans l'extirpation partielle. L'hémorrhagie qui eut
lieu pendant l'opération fut estimée à cinq palettes.
Cette extirpation fut pratiquée le 20 novembre 1847. La
malade mourut d'épuisement.

En 1850, Roux pratiqua une extirpation totale qui
fut couronnée de succès.

Rufz (2), publiant la première observation de Roux, se
prononça contre l'extirpation.

Une opération de Voisin (de Limoges) (3) fut suivie de
succès malgré une abondante hémorrhagie.

En 1850 une communication de Cabarret (de Saint-
Malo), sur une thyroïdectomie heureusement exécu-
tée, provoqua une discussion à l'Académie de Méde-

---

(1) Nélaton, *Extirpation* d'un goître.—*Bull. Soc. Anat.*, t.X, p. 100. 1835.

(2) Rufz, extirpat. d'un goître par le professeur Roux. *Archiv. génér. de Médecine*, 2ᵉ série, t. X. p. 25. 1836.

(3) *Gaz. méd. de Paris*, 1836, p. 372.

cine (1). Sédillot, à cette occasion, établit que le goître
vrai ou hypertrophie générale de la glande est au-dessus des ressources de l'art. Le faux goître, au contraire,
est constitué par des tumeurs de diverse nature développées dans le corps thyroïde. Lorsque ces tumeurs sont
isolées, plus ou moins pédiculées et circonscrites on
peut, dit-il, les enlever avec succès. Il avait enlevé pour
sa part trois énormes tumeurs de la thyroïde. Dans ces
trois cas des ligatures furent appliquées sur le pédicule de la masse morbide et les malades guérirent.

Velpeau et Bégin dans cette même discussion con-
damnent cette opération. Ils craignent que la relation de quelques cas heureux ne fasse trop oublier
les revers précédents et n'encourage les chirurgiens à
pratiquer une opération qui, d'aprèseux, ne devrait pas
entrer dans la pratique.

La thyroïdectomie ne s'est pas encore relevée de cet
arrêt, au moins en France, et cette opération, depuis
lors, fut surtout pratiquée à l'étranger. Schuh et Middeldorpf emploient l'anse galvanique pour prévenir l'hémorrhagie. Chassaignac atteint ce but au moyen de son
écraseur. Sa méthode n'a pas été adoptée à cause de sa
lenteur. Il prescrit de ne faire la section que très lentement et de n'avancer que d'un cran par demi-minute.

L'application de l'écraseur fut suivi de troubles respiratoires signalés aussi par M. Laroyenne (de Lyon),
dans l'extirpation des tumeurs du cou.

En 1855, Barrier (de Lyon) aurait pratiqué trois fois
l'ablation de la glande thyroïde au moyen du bistouri.
Les trois opérés moururent soit d'hémorrhagie, soit

(1) *Bull. Acad. de Médecine*, 1850, t. XV, 134, p. 1152.

de septicémie (*Communication orale de M. le professeur Létiévant*).

En Angleterre, Erichsen, Fergusson, Liston repoussent cette opération. Hamilton tend, au contraire, à la faire adopter.

En Allemagne, Billroth (1), Lucke, Emmert pratiquent quelques extirpations.

En 1868, M. le prof. Bœkel (de Strasbourg) inspira la thèse de Pesme, à la suite de quelques opérations faites au moyen de l'écraseur et de l'anse galvanique.

§ III.

Dans sa thèse, soutenue en 1871 devant la Faculté de Berne, V. Brière d'Yverdon (2) donne la statistique des extirpations pratiquées de 1785 à 1871. On lit à la page 43 que, d'après l'*Encyclopédie* de Schmidt, l'extirpation aurait été faite 29 fois, de 1785 à 1845. Sur ce nombre d'opérés, 11 seraient morts. Depuis cette époque, Brière a pu faire un relevé de 44 cas nouveaux, empruntés à la pratique de divers chirurgiens allemands : V. Walther, V. Bruns, Emmert, Billroth, Middeldorpf, Schuh, Lücke. — Sur ce total 12 sont morts, 32 ont guéri. — Soit : un tiers de mortalité à peu près.

Les opérateurs étrangers signalent l'hémorrhagie comme constituant le principal danger. Elle a lieu soit pendant, soit après l'opération. Ils signalent aussi

(1) Billroth. *Chirurg. Klinik*, 1860-1867, Zurich.
(2) Brière d'Yverdon, *Trait. Chirurg. des goîtres parenchym.* Lausanne, 1871.

des cas d'opérations inachevées, la raucité de la voix consécutive à la section des récurrents, les phlébites des veines du cou, les fusées purulentes, etc.

Grâce à cette statistique et malgré les nombreux accidents consécutifs à l'extirpation, cette opération est remise en honneur par les chirurgiens allemands et quelques chirurgiens français. En 1873, Michel (de Nancy) (1) se prononce en sa faveur, après un succès opératoire personnel, et donne quelques règles pour la pratique de l'extirpation. Pour cet auteur, le premier. temps consiste dans l'incision de la peau et la dissection des premiers plans sous-jacents. Le deuxième temps serait d'une extrême importance. Il faut lier les quatre artères thyroïdiennes et les six veines qui sortent de la glande. A cette condition, l'opération se fera sans hémorrhagie. Heron-Watson (2), en 1873-1875, préconise, comme Michel (de Nancy), la ligature préalable des gros troncs thyroïdiens. En 1874, Kocher (de Berne) préconise l'évidement intra-capsulaire et taille en pleine glande. Cette dernière méthode est aussi défendue par Rossander (de Stockolm) (3), qui a pratiqué l'évidement du goître en deux circonstances. Une hémorrhagie abondante, provoquée par ce raclage de la tumeur, fut arrêtée par le tamponnement de la poche et l'application de perchlorure de fer. D'après ce chirurgien, l'avantage de cette méthode serait de faciliter l'opération et d'empêcher les fusées purulentes dans le cou et le médiastin. Dans les deux cas les malades guérirent.

(1) Extirpation d'un goître suffocant, *Gaz. hebdom.*, 1873, p. 718.
(2) *Edimbourg médic. Journal*, septembre, 1873.
(3) Rossander, Hygiea, 1874, p. 601. *Centralblatt für Chirurg.* 1876,

— 18 —

Le professeur Rose (de Zurich) (1), publia, en 1878, un
article très important sur « La mort par le goître et la
cure radicale du goître. » Dans ce travail, il appelle
surtout l'attention sur les altérations que subit la trachée comprimée par la glande thyroïde malade. D'après
lui, la mort dans le goître ne résulte ni d'un trouble
dans la circulation cérébrale, ni des altérations bronchiques ou pulmonaires, ni de l'aplatissement de la
trachée, phénomène qui ne serait possible que chez
l'enfant et dans le cancer de la glande à marche rapidement envahissante. Demme a décrit autrefois une altération de la trachée qui serait aplatie en *fourreau de
sabre*. Pour Rose, ces trachées en fourreau de sabre ne
seraient, le plus souvent, qu'un artifice de préparation
Pour lui, la mort serait due au *ramollissement des cerceaux cartilagineux de la trachée*, qui atteint parfois de
telles proportions, que la trachée est transformée en un
véritable tube sans consistance, que l'on peut tordre et
plier sans difficulté. En cet état, sous l'influence d'un
mouvement brusque, d'une torsion du cou, la trachée
peut se courber, ses parois s'appliquent l'une contre
l'autre et la mort survient instantanément par arrêt
brusque de la respiration. Rose cite des cas où la trachéotomie et la respiration artificielle pratiquée durant
trois quarts d'heure, n'ont pu ranimer le malade. Pourquoi cette suspension définitive de la respiration ? C'est
parce que le cœur droit est en général dilaté et graisseux chez les goîtreux ; la circulation pulmonaire serait,
chez eux, dans des conditions si défavorables, qu'une
fois suspendue elle ne reprend plus son cours. Il mon-

(1) Rose, *Archiv. für Klinik chirurg.*, band **XXII**, fasc. I, p. 1, 1878.

tra en 1877, au congrès des chirurgiens allemands, des pièces anatomiques confirmant cette manière de voir. Comme conséquence de cette altération de la trachée, il note que les injections interstitielles, en produisant une rétraction cicatricielle, ne peuvent que l'aggraver. Pendant l'opération, le chirurgien doit veiller avant tout à la respiration, et, au moindre accident dû au ramollissement de la trachée, mettre une canule trachéale à demeure.

La thèse de Süsskind (1) (de Tubingen), appuyée sur la pratique de von Bruns, son maître, et des chirurgiens allemands, considère l'extirpation du corps thyroïde comme une opération devenue classique. De nombreuses extirpations de la glande thyroïde ont été pratiquées depuis cette époque.

En Allemagne nous citerons : Rose, Billroth, Albert, Maas, Zeissl, Baumgaertner, Nussbaum, Mosetig-Moorhof, Holfmokl.

En Italie : Bottini, Albertini, Dionisio, Ruggi, Perassi (de Turin).

En Suisse : Kocher (de Berne), Borel (de Neufchâtel). MM. J. L. Reverdin (2), et Aug. Reverdin ont publié la relation de 22 extirpations de goître pratiquées par eux. M. le professeur Julliard (3) (de Genève), a donné le résultat de trente et une opérations qu'il a faites personnellement.

En Amérique, la thyroïdectomie a été pratiquée avec

(1) Süsskind, *De l'extirpation du goître*, thèse inaug., 1877.
(2) Note sur 22 opérations de goître. *Revue médicale de la Suisse Romande* 1883.
(3) Revue de chirurgie, août 1883.

des alternatives de revers et de succès par Smith (Missouri) en 1863 ; par Waren-Green (Portland, Etats-Unis) en 1856, 1869, 1870 ; par Blackmann en 1869.

Les opérateurs Russes sont : Pirogoff, Savostitzky (de Moscou) et Stükowenkoff (de Moscou).

La thyroïdectomie a été faite trois fois seulement en Belgique, par M. Hicguet (de Liège). Dans les deux premiers cas l'extirpation fut totale. La première malade fut guérie au bout de 7 jours.

La seconde opérée allait sortir guérie de l'hôpital après une extirpation totale, lorsqu'elle mourut d'une hématémèse foudroyante. Un gros vaisseau avait probablement été lésé par une canule trachéale laissée en place pendant 7 jours.

En France, les chirurgiens se sont montrés beaucoup moins enthousiastes pour la thyroïdectomie. Nous signalons cependant quelques opérations pratiquées par MM. Bœkel (1), Tillaux (2), (cinq extirpations), Terrillon (3), Monod (4), Lefort, Trélat, Pozzi (5), Richelot.

A Lyon, la thyroïdectomie a été pratiquée une fois par M. le professeur Létiévant, Chirurgien titulaire de l'Hôtel-Dieu ; quatre fois par notre maître, M. le professeur Poncet. Nous donnons plus loin la relation de ces cinq opérations. Nous croyons devoir dire un mot d'une méthode essentiellement lyonnaise pour le traitement des goîtres kystiques : la *cautérisation*. Au commencement de ce siècle ce procédé était repoussé par la plupart des

---

(1) Bœkel. *Mémoire de la soc. méd. de Strasbourg*, 1881.
(2) Tillaux. *Bull. acad. méd.*, Paris, avril 1880.
(3) Terrillon. *Bull. soc. chirurg.* 1880-81.
(4) Monod. *Bull. de la soc. chirurg.*, Paris, 1880.
(5) Pozzi. *Gaz. méd.* Paris, 1883.

chirurgiens, spécialement par Velpeau, Bégin, Langenbeck, lorsque Bonnet (de Lyon) en 1846 vint le mettre en honneur. Ce chirurgien eut recours successivement à plusieurs procédés pour l'ouverture de la poche, soit par la potasse caustique, soit par la pâte de canquoin. Bientôt, à l'ouverture pure et simple, Bonnet ajouta la cautérisation de sa face interne.

Dans un mémoire présenté en 1862 à la Société des sciences médicales, M. Lépine rapporte 17 observations de goîtres kystiques traités par la méthode de Bonnet. Sur ces 17 malades, 16 furent guéris. Une jeune fille de 22 ans seule fut emportée par une hémorrhagie de l'artère thyroïdienne supérieure. Ces résultats paraissent à première vue assez satisfaisants, mais il faut remarquer que parmi ces 16 malades guéris on en compte 10 chez lesquels on observa (1) « l'abondance et l'altération des liquides sécrétés, un certain degré de décomposition putride dans la poche avec leurs conséquences : le malaise général et la fièvre. » Chez trois de ces malades enfin il survint des hémorrhagies à la chute des escharres.

M. le professeur Valette (de Lyon) reprochait à ce procédé la longueur du premier temps, c'est-à-dire la destruction de la paroi antérieure du kyste, et les douleurs prolongées qui en sont inséparables. Au moyen de sa pince caustique, avec laquelle il embrochait le kyste, il pratiquait l'ouverture en 24 ou 48 heures.

M. le professeur Gayet (de Lyon) ne mettait point le caustique en contact immédiat avec la surface interne du kyste. Il se contentait de suspendre, par un fil, au

---

(1) Bouzol. *Traitement des goîtres kystiques par le drainage capillaire,* Lyon, 1880.

milieu de la poche, une boulette de canquoin dont l'effet caustique s'exerçait à distance.

Une nouvelle méthode fut préconisée par M. le professeur Desgranges. Après l'ouverture de la poche au bistouri, il pratiquait l'asséchement de sa paroi interne au moyen de perchlorure de fer. Sur 23 cas traités de cette façon, il eut 18 guérisons et 5 morts survenues à la suite d'hémorrhagies ou de septicémie.

M. le professeur Ollier incisait verticalement au bistouri la peau qu'il suturait avec les plans profonds Il appliquait ensuite de la pâte de canquoin pour détruire la paroi antérieure du kyste. Celui-ci ouvert, il introduisait dans la poche un drain en caoutchouc pour favoriser l'écoulement des liquides.

Nous terminerons cet exposé historique par l'énumération de quelques travaux assez importants publiés dans ces derniers temps. Outre le mémoire de MM. Reverdin et le travail de M. le professeur Julliard, on pourra consulter avec beaucoup de fruit la remarquable thèse d'agrégation de Boursier (1), la thèse de Coulon (2) et enfin la revue critique publiée par M. Le Bec (3), prosecteur des hôpitaux.

Au nom de Lister qui a pratiqué plusieurs fois avec succès la thyroïdectomie nous joindrons les noms de quelques chirurgiens anglais : Waston, Ticchurst, Poland, Purcell, William Rose, Walter et Witehead.

(1) Boursier. *De l'intervention chirurgicale dans les tumeurs de la thyroïde.* Thèse d'agrég., 1880.
(2) Coulon. *Cancer du corps thyroïde.* Paris, 1883, n° 193.
(3) *Archives génér. de Médecine,* 1883.

CHAPITRE II

Diagnostic des tumeurs de la glande thyroïde.

L'histoire complète de toutes les tumeurs que le chirurgien peut rencontrer dans la région sous-hyoïdienne, et qui peuvent plus ou moins simuler le goître, serait ici déplacée. Nous nous contenterons de donner un aperçu sommaire des caractères principaux à l'aide desquels il est possible de savoir si telle tumeur de la région thyroïdienne est solide ou kystique, bénigne ou maligne, susceptible d'extirpation. Les tumeurs malignes, quoique *rarement observées*, occuperont une large place dans cette étude, car ce sont elles qui réservent à l'opérateur les plus graves mécomptes. Il faut donc les connaître aussi complètement que possible.

D'après M. le professeur Duplay (1), le diagnostic des tumeurs du corps thyroïde peut se présenter dans deux circonstances : ou bien la production morbide ne gêne

(1) Duplay et Follin, *Pathologie ext.*, tome V. p. 203.

en rien les fonctions, n'influence en rien l'état général, ou bien il existe des troubles plus ou moins sérieux de divers appareils, portant une profonde atteinte à l'économie. Nous empruntons à ce savant professeur son plan et la marche générale de sa description.

§ 1. — PAS DE TROUBLES FONCTIONNELS.

Le malade ne se plaint ni de dysphagie, ni de dyspnée, ni de douleurs, ni de troubles de la santé générale, la voix est normale. Dans ce cas, on peut croire que la tumeur siège dans la thyroïde si l'on constate la présence des signes suivants :

a) *Signes physiques*. — La tumeur, quel que soit son volume, occupe la région thyroïdienne, partiellement ou en totalité, elle est au niveau de l'isthme ou des lobes latéraux, sa forme générale rappelle celle de la thyroïde, la peau est mobile sur la tumeur qui elle-même peut se mouvoir sur les parties profondément situées. Pendant le deuxième temps de la déglutition, le larynx entraîne la tumeur dans son mouvement d'ascension.

b) *Signes rationnels*. — Le malade habite ou a séjourné dans une région où le goître est endémique, ses parents en sont atteints.

Dans le cas de goîtres se développant aux dépens de la pyramide de Lalouette et reliés à la glande principale par un pédicule long et grêle, plusieurs des signes physiques feront défaut, et la tumeur ne sera pas entraînée pendant la déglutition.

L'hypothèse d'une tumeur du larynx, de l'œsophage, doit être éliminée, vu l'intégrité de toutes les fonctions. Il est difficile de confondre le goître avec *l'engorgement ganglionnaire du cou*. Cette dernière affection est caractérisée par la présence d'un chapelet de petits corps durs, ovoïdes, indépendants les uns des autres, échelonnés sur les parties latérales du cou. Le sujet porteur de ces ganglions strumeux présentera d'autres attributs de la diathèse scrofuleuse; souvent on trouvera au niveau de la face ou du cuir chevelu des lésions de même nature, qui ont provoqué cette adénite secondaire.

On peut encore observer au cou ces hypertrophies ganglionnaires, qui bientôt se généralisent, et qui ont été décrites par Trousseau, sous le nom *d'adénie*. Dans les cas douteux, après avoir exploré les régions tributaires des ganglions lymphatiques du cou, on examinera les régions inguinales et axillaires, ainsi que les cavités splanchniques afin de s'assurer qu'il n'existe pas ailleurs d'hypertrophie ganglionnaire. L'examen des globules du sang montrera s'il y a en même temps de la leucocythémie.

Les kystes du cou sont parfois plus difficiles à reconnaître : les *kystes congénitaux simples* sont en général situés du côté gauche. Ils sont mous, fluctuants, transparents, en général unilatéraux. Les kystes qui siègent au contraire dans la glande thyroïde s'accompagnent le plus souvent de l'hypertrophie générale de la glande dont ils ne sont qu'un accident; ils ne sont pas transparents. Du reste, les *kystes congénitaux du corps thy-*

roïde sont très rares. M. le professeur Duplay n'en cite que deux cas.

La saillie que font souvent sous la langue les kystes congénitaux du cou peut trancher la question, car cette saillie ne s'expliquerait point dans l'hypothèse d'une tumeur thyroïdienne. Par contre, dans le cas de goître congénital, si les mouvements d'ascension de la tumeur pendant la déglutition sont obscurs et limités, si la tumeur est volumineuse, on pourra rester dans le doute, surtout si l'on réfléchit que chez les enfants les mouvements sont limités par suite de la brièveté du cou.

Un minutieux examen nous ayant appris que nous sommes en présence d'une tumeur de la thyroïde, il s'agit de déterminer quelle est sa nature. Il est parfois très difficile de savoir si la tumeur est kystique ou solide.

Le goître *kystique* est surtout caractérisé par sa forme qui reproduit moins fidèlement l'aspect général de la glande. Les bosselures qu'il présente sont sphériques ou piriformes, et constituent à elles seules presque toute la tumeur. La *fluctuation*, si elle est très manifeste, est d'un grand secours, mais souvent aussi elle est obscure, quand les parois de la poche sont épaisses, dures, et que le kyste est profondément situé. Dans le cas de goître colloïde, on observe souvent une fausse fluctuation qui peut induire en erreur. Si la fluctuation est bien nette, on peut penser à un kyste uniloculaire, mais sans l'affirmer, de plus, la paroi de la tumeur étant mince, il est à présumer qu'elle se rétractera facilement après la ponction ou l'ouverture de la poche. On ne doit pas compter sur la transparence. Souvent le kyste paraît bilobé à la surface, il ne faudra pas en conclure que la cavité du

kyste est multiloculaire. La bride est quelquefois superficielle et constituée par un muscle ou une aponévrose
inégalement tendus.

L'absence de tous ces signes ne permet pas de
conclure que le goître n'est pas kystique. Duplay (1)
cite le fait d'un kyste, gros comme là tête, renfermant
deux kilogrammes de liquide, et à propos duquel Del-
pech hésita à faire le diagnostic de kyste.

Le seul moyen de lever tous les doutes est la ponction
quand on est à peu près certain d'être en présence d'une
collection liquide. Cette ponction pratiquée avec l'aiguille
capillaire d'un aspirateur, pourvu toutefois que l'opérateur y procède avec toute la rigueur de la méthode
antiseptique, et en évitant les grosses veines sous-cutanées, ne présente aucun inconvénient.

Dans le cas où il s'agirait probablement d'une tumeur
maligne, on devrait être plus réservé, car la ponction
présente alors quelques inconvénients dont nous parle-
rons plus loin.

La ponction indiquera si le kyste est uni ou multiloculaire, et lèvera tous les doutes du chirurgien sur la
nature du liquide. Celui-ci est citrin limpide dans le cas
de kyste simple, il est au contraire hématique, couleur
chocolat ou café au lait, dans le cas d'hématocèle. On
pourra soupçonner, même avant la ponction, qu'il s'agit
d'une hématocèle, si la tumeur a rapidement augmenté
de volume après un effort, un traumatisme ou une suspension des règles.

Un kyste thyroïdien peut contenir un liquide purulent

(1) *Patholog. ext.*, tom, V, p, 205,

à la suite d'inflammations de la poche, provoquées par des ponctions répétées ou mal faites. Les abcès froids et les gommes de la glande thyroïde sont extrêmement rares. Nous n'en avons pas trouvé d'exemple cité dans les auteurs.

Goître solide. — Si la fluctuation fait défaut et que la déformation affecte la glande toute entière, il est rationnel de songer au goître solide. La consistance du corps thyroïde n'a pas changé, elle est ferme partout uniformément, sa surface est unie, sans bosselures bien apparentes. Nous avons déjà fait remarquer que le goître colloïde peut simuler le goître kystique, car il donne souvent lieu à une fausse fluctuation.

Quand la tumeur est composée presque entièrement de tissu conjonctif devenu fibreux, on trouve à la palpation des noyaux durs, bosselés, alternant avec des portions plus molles. Quelquefois même, quand le goître est infiltré de sels calcaires, il peut avoir une consistance presque osseuse. Quelquefois les parois d'un kyste calcifiés par places peuvent tromper le chirurgien par leur consistance exagérée.

Goître vasculaire. — Dans cette variété, les artères ou les veines ont subi parfois d'énormes dilatations. Le goître anévrysmal a été décrit par Larrey en 1829 ; ce sont surtout les artères thyroïdiennes supérieures que l'on trouve alors flexueuses, enroulées, serpentines. Le goître variqueux est plus fréquent que le goître anévrysmal. Les veines atteignent souvent des proportions énormes. Quand la tumeur thyroïdienne est le siège d'expansion, de souffle, qu'elle est en partie réductible à la pression, qu'elle se tend dans les efforts et les cris,

on peut, avec quelque certitude annoncer l'existence
d'un goître anévrysmal. Si les battements, le souffle, la
réductibilité font défaut, on pourra encore supposer
l'existence d'une tumeur vasculaire si le goître offre une
consistance mollasse et si, aplati au début, il devient de
plus en plus convexe et rénitent. La dilatation des veines
efférentes n'est qu'un signe de médiocre valeur. Quelquefois la ponction seule peut lever les doutes ; ce n'est
qu'avec des précautions extrêmes qu'on se résoudra à ce
moyen de diagnostic qui peut provoquer des hémorrhagies rebelles. Les goîtres accessoires développés aux dépens de divers prolongements de la thyroïde, s'ils ne sont
pas accompagnés d'un goître principal, dont ils sont
alors de simples satellites, sont le plus souvent très difficiles à reconnaître, et pris, soit pour des ganglions
engorgés, soit pour des productions kystiques.

§ II. — IL EXISTE DIVERS TROUBLES FONCTIONNELS

Jusqu'ici nous avons supposé que la tumeur n'avait
provoqué aucun trouble fonctionnel et n'impressionnait
pas l'économie d'une manière fâcheuse. Mais il n'est pas
rare d'observer à une époque plus ou moins rapprochée
du début de l'affection de la dysphagie, de la dyspnée
et de la raucité de la voix. Ces troubles fonctionnels
peuvent apparaître brusquement ou s'installer d'une
façon progressive longtemps après le début du goître.

Dans le premier cas, où le début est brusque, on a le
plus souvent affaire à des accidents congestifs ou inflam-

matoires se développant sur un goître préexistant ou sur un corps thyroïde jusqu'alors indemne de toute altération.

La congestion s'observe dans le cours de la grossesse, à la suite d'un arrêt de la menstruation ; ces diverses causes expliquent sa plus grande fréquence chez la femme. Elle n'est souvent que le premier degré de la thyroïdite aiguë. Celle-ci survient dans les mêmes conditions, mais souvent aussi elle est provoquée par un traumatisme, une ponction exploratrice simple ou suivie d'injection iodée ou alcoolique.

La douleur est le premier phénomène qui révèle l'existence de la *thyroïdite aiguë*. Elle siège au-dessous du larynx, de chaque côté de la trachée. Elle est exaspérée par la pression et les mouvements imprimés à la trachée pendant la déglutition. Bientôt apparaît avec la *rougeur de la peau* une *tuméfaction* plus ou moins considérable reproduisant la forme du corps thyroïde et effaçant le creux qui sépare les deux muscles sterno-mastoïdiens à leur extrémité sternale. Cette tuméfaction est déplacée par l'ascension du larynx.

Le thermomètre accuse une élévation de la température centrale parfois souvent considérable.

Le *phlegmon retro-pharyngien*, lorsque le pus a fusé sur les parties latérales du cou est l'affection qui peut être le plus facilement confondue avec la thyroïdite. Dans le phlegmon, la dyspnée et la dysphagie peuvent exister avant que le pus fasse une saillie appréciable sous la peau. La tuméfaction n'est pas exactement limitée à la région thyroïdienne et peut commencer par un point plus ou moins distant de la glande. L'examen de la colonne vertébrale et du pharynx lèvera souvent les doutes sur l'origine du pus.

Quand les accidents se produisent d'une façon lente et progressive on peut se demander s'ils sont sous la dépendance de la tumeur ou s'ils reconnaissent une autre origine. Si le goître a subi un rapide accroissement de volume il est naturel d'admettre que les accidents sont sous la dépendance de l'hypertrophie graduelle et rapide de la glande. Parfois la dyspnée coïncide avec un goître très peu volumineux mais placé derrière la fourchette sternale. Dans ce cas la dyspnée est toute mécanique, et le plus souvent, ainsi que Bonnet (de Lyon) l'avait indiqué, on obtient la cessation immédiate de l'oppression par l'élévation de la petite tumeur au-dessus du sternum.

La thyroïde étant enclavée au milieu d'organes importants, son hypertrophie entraînera souvent la compression de plusieurs de ces organes. C'est ainsi qu'on pourra observer de la dyspnée, de la dysphagie, le cornage trachéal, l'aphonie passagère ou persistante, déterminée par la compression des nerfs récurrents.

La stase veineuse est parfois très accentuée, les veines sous-cutanées sont dilatées, serpentines, les lèvres cyanosées, la face vultueuse.

Une affection indépendante du goître produira parfois un de ces troubles fonctionnels. C'est ainsi que la bronchite est très fréquente chez les goîtreux. Mais dans ces cas complexes l'examen minutieux du cœur des poumons et du larynx permettront de distinguer ce qui est sous la dépendance du goître et ce que l'on doit mettre sur le compte de l'affection concomitante,

Il faudra faire un examen complet du malade pour ne pas confondre le *goître exophtalmique* ou triade de Graves avec l'hypertrophie simple de la thyroïde. Dans un cas de M. Tillaux, l'ablation d'un goître fit disparaître les autres phénomènes concomitants de la maladie de Graves.

§ III — DES TUMEURS MALIGNES DU CORPS THYROÏDE.

Jusqu'ici les troubles fonctionnels étaient uniquement provoqués par la compression ou la déviation des divers organes refoulés par le goître. Les néoplasmes malins dont nous allons nous occuper sont non-seulement dangereux par les phénomènes de compression qu'ils provoquent, mais encore par l'infection générale ou seulement ganglionnaire qu'ils entraînent à leur suite, par les adhérences intimes qu'ils contractent avec les tissus voisins et qui rendent leur extirpation aussi dangereuse qu'illusoire.

Ces tumeurs malignes ont été spécialement étudiées en 1882 par Henri Bircher (1). Ce travail, outre plusieurs observations cliniques renferme de précieuses indications sur la marche et le traitement des tumeurs malignes. Nous l'avons consulté avec fruit. Lebert (2) en 1862 a donné une bonne étude de ces néoplasmes et Kauffmann (3) a publié récemment 17 cas de carcinome et 3 cas de sarcome tous observés à l'hôpital de Berne.

(1) H. Bircher, *Sammlung Klinischer Vortrage* von R. Volkmann 1882, n° 222.
(2) Lebert, *Krankheiten der Schilddrüse*, Breslau 1862.
(3) Kauffmann, *Deutsche Zeitschrift für Chirurgie*. XIV Band.

Les auteurs sont unanimes à reconnaître que les tumeurs malignes du corps thyroïde sont rares.

Kauffmann, d'après sa statistique, conclut que le *sarcome* se développe surtout à un âge avancé, entre 50 et 60 ans ; le *carcinome*, au contraire, commence à se montrer vers l'âge de 20 à 25 ans. Schuh enleva une tumeur de ce dernier genre à une fille de 16 ans. Demme observa à Berne un carcinome médullaire chez un enfant de 5 ans. Le plus souvent, d'après Kauffmann, ces tumeurs malignes se développent sur un goître préexistant, mais elles peuvent aussi envahir une glande thyroïde saine jusqu'alors.

Le sarcome paraît se développer, au début, aux dépens du tissu conjonctif. Birsch–Hirschfeld (1) regarde le sarcome à cellules rondes comme la forme la plus ordinaire ; on trouve plus rarement le fibro–sarcome et le sarcome mélanique.

Le carcinome revêt deux formes principales : la forme *médullaire* et la forme *squirrheuse*. Cette dernière paraît être rare. Kauffmann, sur un total de 14 cas parfaitement examinés au point de vue histologique, n'a jamais vu la forme squirrheuse.

L'épithélioma du corps thyroïde est très rare. Outre le cas de Lucke (2) mentionné par M. le prof. Duplay dans son *Traité de Pathologie*, on trouve dans la thèse inaugurale de G. Coulon (3) deux cas d'épithélioma rapportés par Müller et un autre par Eberth (4) R. Girau-

<hr>

(1) Birsch-Hirschfeld *Lehrbuch der patholog. Anat.* Leipzig, 1876.

(2) Lücke. Cancroïd der Schilddrüse. *Archiv. für Klinik Chirurg.*, 1867. p. 88.

(3) Gabriel Coulon, *Essai sur le Cancer du corps thyroïde*, Paris 1883, n° 93

(4) *Virchow's, Archiv.*, 1872.

— 34 —

deau (1) a publié une observation d'épithélioma primitif
de la thyroïde dont la généralisation a entraîné la mort.

Il est rare que les tumeurs malignes envahissent
d'emblée toute la glande ; le plus souvent, surtout au
début, elles sont localisées à un lobe. Leur grosseur éminemment variable peut atteindre le volume d'une tête
d'adulte. Le développement des carcinomes médullaires
est beaucoup plus rapide que celui des squirrhes où do-
mine le tissu fibreux.

La consistance de ces néoplasmes est éminemment variable. Les uns sont durs dans toute leur étendue, chez
d'autres la masse entière est molle, élastique, partout
pseudo-fluctuante. Souvent à côté de parties dures on
rencontre des bosselures presque fluctuantes. Des pulsations ont été observées par Lücke dans un sarcome.

La surface de ces tumeurs est rarement lisse et unie ;
le plus souvent elles sont mamelonnées, bosselées ; souvent, si l'on en croit Rose, ces bosselures disparaissent
à une période avancée et la tumeur devient uniforme
à sa surface. La capsule épaissie de la glande oppose
pour un temps une barrière aux progrès du néoplasme.
Cette limite dépassée, les bourgeons s'échappent au dehors et envahissent les organes voisins en même temps
que la peau rapidement adhérente s'ulcère.

Les bourgeons du néoplasme entament et détruisent
les divers organes qui se trouvent dans leur voisinage. La
marche de ces désordres est éminemment capricieuse ;
nous essayerons de décrire dans les lignes suivantes
quelques-unes de leurs conséquences.

(1) *Revue de Médecine* ; janvier 1884.

Il est rare d'observer le ramollissement de la trachée décrit par Rose dans le cas de goître parenchymateux. Les progrès du mal sont si rapides que les conséquences de la compression de la trachée n'ont pas le temps de se produire. Le plus souvent les voies aériennes sont entamées et perforées par la tumeur. Les bourgeons ulcérés peuvent, en se désagrégeant, laisser tomber dans les bronches et de là dans le poumon de petites masses morbides qui deviennent le point de départ, ou d'un processus inflammatoire chronique ou d'une autre production maligne. La lumière de la trachée enserrée par la tumeur est quelquefois rétrécie à ce point que la respiration est sérieusement compromise.

L'œsophage peut être comprimé puis érodé, de solides adhérences l'unissent bientôt à la tumeur. Dans un cas de Cornil ce canal était perforé, et on voyait un tumeur polypeuse proéminer à sa face interne. Dans une de ses opérations, Bircher dut enlever la paroi antérieure de l'œsophage entamée par un néoplasme malin.

La thrombose des grosses veines du cou et spécialement de la jugulaire interne est consécutive à la compression produite par la tumeur, ou à l'inflammation des petites veines qui viennent s'y rendre. Bientôt la paroi vasculaire est complètement détruite, et nous trouvons dans la thèse de Coulon *(loc. cit.)* plusieurs exemples de cette complication. Les bourgeons désagrégés par le courant sanguin, sont emportés au loin : soit dans le ventricule droit, comme on l'a observé dans l'observation IV du travail précité, soit dans les dernières ramifications de l'artère pulmonaire. Arrivés à cette limite, ils provoquent soit des accidents inflammatoires, soit des noyaux cancéreux secondaires.

La carotide primitive peut être ulcérée et alors le malade est emporté par une hémorrhagie foudroyante. Poumet (1), dans l'observation d'une malade entrée à la Pitié en 1836, cite un cas de ce genre.

La généralisation de ces tumeurs peut se faire par la voie sanguine ou par la voie des lymphatiques que l'on observe en si grand nombre dans la thyroïde. Les ganglions lymphatiques, imprégnés par l'agent morbide deviennent rapidement le siège de néoplasmes secondaires, plus tard on trouve ces mêmes noyaux dans les poumons, les reins, les os.

L'infection de l'économie toute entière produit un amaigrissement considérable. Le teint est terreux, blafard. Cette cachexie se produit d'autant plus rapidement que, le plus souvent, la nutrition est mauvaise par suite des altérations de l'œsophage.

Nous retracerons rapidement les divers signes révélés par l'examen des tumeurs malignes du corps thyroïde.

SYMPTÔMES FONCTIONNELS. — a) *Dyspnée*. — Elle est souvent provoquée par la sténose trachéale et quelquefois aussi par les complications catarrhales des bronches. Parfois elle peut être consécutive à la stase sanguine provoquée par les tumeurs secondaires du médiastin, ou la thrombose des grosses veines. Si la tumeur pousse des prolongements dans le larynx il peut survenir des accès de suffocation terrible. Dans l'observation VI de la thèse de Coulon le malade mourut d'œdème de la glotte.

(1) *Bullet. Soc. Anat.* 1837.

b) *Douleur*. — C'est elle qui souvent décide le malade à consulter un médecin. La tumeur est quelquefois douloureuse dans toutes ses parties, d'autres fois en certains points seulement.

Des douleurs irradiées se dirigent surtout vers la tête, l'épaule, le bras et souvent même se prolongent jusque dans l'abdomen. Bircher, dans son travail, cite un cas de ce genre. C'est quelquefois, au début de l'affection, la douleur seule qui peut faire songer à une tumeur maligne de la thyroïde.

c) *Dysphagie*. — N'a pas la même valeur diagnostique que les douleurs ; on peut l'observer en effet dans le cas de goître ordinaire. Dans une de nos observations (n° 2), la dysphagie tenait uniquement à un spasme de l'œsophage, elle a même persisté après l'extirpation d'un petit goître parenchymateux médian.

Symptômes locaux. — La peau, surtout au début, est mobile sur la tumeur, elle est intacte. Souvent, à une époque avancée de la maladie, elle est adhérente, infiltrée, ulcérée, surtout au point où l'on a pratiqué soit une ponction soit une incision.

La tumeur elle-même constitue une masse noueuse mamelonnée, de grosseur et de consistance variables. Elle est mobile au début sur les régions profondes, mais peu à peu la tumeur envoie dans divers sens des prolongements qui l'unissent aux parties voisines. Alors le néoplasme ne subit pendant le deuxième temps de la déglutition que des mouvements d'ascension très limités.

Les ganglions cervicaux ne sont pris en général qu'à

3

une période avancée de la maladie et surtout quand la peau est ulcérée.

Le plus souvent, les malades ne donnent que des renseignements assez vagues sur le début de l'affection. Tantôt ils étaient déjà porteurs d'un goître qui s'est mis à grossir rapidement, tantôt la glande thyroïde paraissait normale antérieurement. Il est donc difficile d'apprécier au juste la durée de ces tumeurs. Kauffmann tire de ses observations la conclusion que le sarcome évolue plus rapidement que le carcinome. Dans 6 cas de sarcome la durée a été de 3 à 6 mois, dans 14 cas de carcinome elle a été de 3 mois à 3 ans.

La mort arriverait assez rarement par cachexie. Le plus souvent le malade est emporté par un accès de suffocation, une pneumonie, ou par la thrombose des grosses veines du cou.

DIAGNOSTIC DES TUMEURS MALIGNES DU CORPS THYROÏDE — Il ne saurait être fondé sur la consistance de la tumeur non plus que sur la dyspnée qu'elle provoque. En effet, le goître ordinaire présente parfois une forme bosselée, noueuse, où à côté des parties dures on trouve des portions plus molles et pseudo-fluctuantes. La mollesse des tumeurs sarcomateuses ou du carcinome médullaire ne diffère pas beaucoup de la fluctuation des kystes profonds recouverts d'une coque épaisse de tissu glandulaire.

La dyspnée est produite par le goître ordinaire s'il est volumineux ; et même s'il est petit, la dyspnée peut être très intense alors que le goître pousse des prolongements derrière le sternum ou entre l'œsophage et la trachée.

La croissance est beaucoup plus rapide dans le goître squirrheux que dans le goître fibreux simple.

Nous donnerons ici, sur ce sujet, l'opinion de M. Krishaber (1).

« Sans attacher, dit-il, une importance trop considérable au degré de consistance, on demandera les principaux éléments de diagnostic à la sensibilité du néoplasme, à sa mobilité, à l'état de la peau et à la rapidité du développement, enfin au retentissement du mal sur la santé générale. Les douleurs vives, lancinantes, précoces, sauf le cas de complications inflammatoires ou de compression nerveuse, appartiennent rarement au goître simple. Il en est de même de la fixité de la tumeur et de l'adhérence de la peau qui, de bonne heure, dans le cancer devient tendue, luisante, rouge sombre, et contient dans son épaisseur des noyaux d'induration. Ajoutons que le goître acquiert souvent un volume auquel n'arrive jamais le cancer, qui, loin de s'étendre de haut en bas, a plus de tendance à se propager latéralement, suivant la direction où il trouve moins de résistance. Enfin, si chez un malade atteint de goître depuis de longues années on voyait l'affection, stationnaire depuis un laps de temps considérable, revêtir en peu de mois les caractères que nous avons assignés au cancer du corps thyroïde, on devrait songer à la possibilité de cette affection entée sur un goître préexistant, et se rappeler que le cancer du corps thyroïde présente son maximum de fréquence dans les localités goîtrigènes. »

(1) Krishaber. *Etude sur le cancer du corps thyr.*, *Ann. des maladies de l'oreille et du larynx*, 1882.

Il est parfois extrêmement difficile de différencier le cancer du corps thyroïde des adéno-sarcomes, des lympho-sarcomes que l'on peut rencontrer à la région cervicale.

Les considérations suivantes pourraient, d'après Coulon (*loc. cit.*), faciliter le diagnostic : « Peut-être pourra-t-on se baser, au début de l'affection, sur ce que, dans le cas de lympho-sarcome on a généralement affaire à une affection dont le début lent, insidieux, ne s'accuse tout d'abord que par des phénomènes purement locaux. On n'y voit pas les douleurs lancinantes, précoces du cancer; puis, la tumeur que l'on constate est absolument *ganglionnaire* par son aspect et par sa position. Mais, nous le répétons, à une période avancée de la maladie, le diagnostic est extrêmement difficile, nous pourrions même dire impossible, lorsqu'on se trouve en présence d'un envahissement qui peut se rencontrer aussi bien dans le cas de cancer du corps thyroïde que dans celui de lympho-sarcome du cou. On peut arriver à faire le diagnostic mais seulement quand la tumeur n'a pas encore pris un grand développement. Pour le faire, il faut se baser sur le développement bien manifeste de la tumeur sur la ligne médiane ou dans son voisinage immédiat, sur la mobilité du néoplasme avec la trachée. »

Dans les stades avancés du cancer, le diagnostic devient facile. Si avec une cachexie progressive on observe une tumeur à marche rapide, douloureuse, d'aspect mamelonné, s'il existe de la dysphagie, de la dyspnée, de l'engorgement ganglionnaire cervical, on ne pourra plus douter de la nature maligne de l'affection.

Mais, comme le fait remarquer Bircher *(loc. cit.)*, il

faut, si l'on veut intervenir utilement, pouvoir affirmer
dès le début que l'on est en présence d'une tumeur maligne. Il ne reste qu'un expédient, c'est de retirer une
parcelle de la tumeur à l'aide d'un trocart spécial analogue à celui de Duchesne (de Boulogne), pour en pratiquer l'examen microscopique. Mais on ne doit avoir
qu'une confiance restreinte en ce procédé qui parfois ne
donnera pas de renseignements bien décisifs. Il ne faut
pas oublier qu'une ponction pratiquée sur la tumeur à
l'aide d'un trocart de quelque volume, pourrait contri-
buer, en déchirant la capsule, à une marche rapidement
envahissante et à l'altération de la peau.

CHAPITRE III

Des indications de la Thyroïdectomie

L'opinion des divers auteurs qui ont écrit sur la question ou pratiqué la thyroïdectomie, s'est modifiée avec les perfectionnements successifs apportés à cette opération. Les premiers chirurgiens de ce siècle n'opéraient que sur les pressantes sollicitations de leurs malades, en cas d'asphyxie imminente. Actuellement, l'hémostase étant facilitée par l'emploi des pinces à pression continue, et le pansement de Lister strictement exécuté, mettant à l'abri des complications infectieuses, les contre-indications de l'opération sanglante deviennent de plus en plus rares. Nous avons déjà donné, dans l'*Historique* qui précède, l'opinion de plusieurs chirurgiens ; ici, nous citerons celle de divers autres opérateurs. L'énoncé des indications et contre-indications de l'extirpation partielle ou totale de la thyroïde sera, pour ainsi dire, le résumé éclectique de ces citations.

Dans sa première publication, relative à l'extirpation du goître, Billroth (1) croit que « l'extirpation de tumeurs siégeant sur la ligne médiane, ne causant que peu ou point de dyspnée, même si elles sont volumineuses, peut être pratiquée avec succès, surtout quand il s'agit de femmes ou de jeunes filles. L'ablation des goîtres situés sur les côtés du cou ou profondément derrière le sternum, et à peine perceptibles à l'extérieur déterminant beaucoup de dyspnée est bien plus rarement suivie de succès. C'est précisément dans le cas où il y a indication vitale que le résultat est souvent malheureux... Des goîtres volumineux, alors même qu'ils seraient proéminents, ne doivent jamais être opérés pour des motifs d'esthétique, chez des individus âgés de plus de 40 ans. De petites tumeurs siégeant à la partie inférieure du corps thyroïde chez des enfants et des jeunes gens, devraient être extirpées plus souvent, surtout si elles sont placées de telle façon qu'en se développant elles puissent présenter des dangers. »

Billroth, dans un autre travail (2), dit qu'il a refusé d'opérer plusieurs patients, à cause du volume et de l'absence de mobilité de la tumeur.

Wœlfler, assistant de Billroth (3), se demande pourquoi en Allemagne, les opérations de thyroïdectomie se multiplient et pourquoi les contre-indications ne sont plus

(1) Billroth, *Chirurg. Klinik*, 1860-1867, Berlin, 1869, p. 178.
(2) Billroth, *Chirurg. Klinik*. Berlin, 1878. p. 182.
(3) *Zür Chirurg. Behandlung der Kropfes*. Langenbecks archiv, 1879 ; t. XXIV, p. 166.

fournies que par l'âge avancé des malades ou les maladies atteignant tout l'organisme ? Cela tient, d'après lui, d'une part, aux perfectionnements apportés à la technique opératoire et aux résultats très favorables obtenus par l'antisepsie, et, d'autre part, à ce que Rose a démontré que tous les goîtres d'un certain volume peuvent donner lieu à un ramollissement de la trachée, qui occasionne de redoutables accès de suffocation.

Lücke (1) pose comme première condition de l'extirpation que le goître soit mobile, n'ait pas une base trop large, ou mieux, soit pédiculé. Il recommande (2) l'extirpation des goîtres très durs, fibreux ou calcifiés, qui résistent complètement aux autres méthodes. Il considère comme contre-indications : un trop grand volume du goître, une base trop large et une situation trop profonde dans la fossette jugulaire.

Rose redoute surtout les complications provoquées soit par le ramollissement de la trachée, soit par la présence du goître : emphysème, bronchite, dilatation du cœur droit, anémie. Pour lui le goître est une affection dont on se dissimule le plus souvent la gravité, car sa présence seule suffit à provoquer des altérations dont la mort est tôt ou tard la conséquence.

Michel (de Nancy) (3) admet que l'extirpation est formellement commandée lorsque toute autre médication a échoué, et que les accidents acquièrent de la gravité.

(1) *Die Krankheiten der Schilddrüse. Pitha und Billroth's handbuch der Chirurg.* t. III.

(2) *Ueber die Chirurg. Behandlung der Kropfes. Sammlung Klinik. Vortr.* n° 7.

(3) Michel, de Nancy, *De l'extirpation complète de la gl. thyroïde — Gaz, hebdom.,* 1873. n°s 44 et 45,

Boursier (*loc. cit.*), dit que « les véritables indications souvent les seules, sont les troubles fonctionnels. » Le chirurgien doit se laisser guider par l'étude approfondie de chaque cas, une énumération stricte des indications et contre-indications étant presque impossible.

Duplay (1) repousse formellement l'opération, dans le cas où la tumeur n'est point une gêne pour le malade. Mais dans le cas où la tumeur est un péril pour l'existence, alors qu'elle produit des accès de suffocation, la seule ressource est l'extirpation. On ne doit pas trop attendre pour la pratiquer. Il faut que le patient soit en état de supporter l'anesthésie et le choc inséparable de l'ablation d'une tumeur aussi étendue.

Terrillon (2) à l'occasion de son rapport sur la thyroïdectomie de Richelot, s'exprime en ces termes : « On peut dire sans crainte de se tromper que, en présence des succès dont le nombre augmente rapidement, l'ablation du corps thyroïde devient une opération que tout chirurgien doit pouvoir affronter sans craintes trop sérieuses. »

Pour M. Liebrecht, assistant à l'université de Liège (3), l'abstention est indiquée dans le cas où il existe manifestement un état pathologique des artères : dégénérescence athéromateuse ou calcaire. Dans ce cas, on s'exposerait à de formidables hémorrhagies.

Le mémoire de MM. Reverdin (4) contient de précieuses indications sur l'extirpation. Dans le cas où un

---

(1) *Pathol. ext.*, t. V, p. 224.
(2) Terrillon, *Bullet. de la Société de Chirurg.*, 16 novembre 1881.
(3) *Bullet. acad. roy. médec. de Belg.*, 1883, p. 523.
(4) *Revue médic. de la Suisse romande*, 1883, p. 361.

goîtreux suffoque, l'hésitation n'est pas permise ; il faut ouvrir une voie au passage de l'air, mais il ne faut point attendre le dernier moment pour intervenir, car le chirurgien se trouverait alors dans des conditions déplorables. D'où ce précepte : *Lorsqu'un goître a déjà causé des accès de suffocation, pas d'hésitation; opérons sans attendre que la nécessité[nous force la main*. Il n'est pas toujours facile de prévoir si le goître deviendra ou non suffocant; cependant, il est à remarquer que le développement rapide de la tumeur est d'un pronostic plus grave, à ce point de vue, que son accroissement lent. Cette rapidité dans l'évolution est particulièrement redoutable si elle s'effectue malgré un traitement médical rationnel.

Les tumeurs développées au niveau de la fossette jugulaire doivent éveiller les craintes du chirurgien. Pour elles, la situation anatomique crée le danger bien plus que le volume. Dans cette même catégorie, doivent être rangés les goîtres retro-pharyngiens.

Comme conclusion, voici la règle que tracent les opérateurs que nous venons de citer : « nous ne disons pas : opérons, quand les complications graves ont surgi et menacent la vie, mais bien : opérons avant l'apparition de ces complications. »

« Un motif d'opérer que nous ne saurions admettre est le côté cosmétique... Nous ne pensons pas que le chirurgien doive mettre son bistouri au service d'une coquetterie féminine ... Jamais nous n'entreprenons, sauf urgence, l'opération, sans avoir essayé du traitement par les eaux minérales (eaux de Challes, de Wildegg, de Solis), ou par l'iodoforme en pilules. »

M. le professeur Julliard (de Genève) a exposé le résultat de sa pratique, comprenant trente et une opérations dans un mémoire (1) où il pose aussi les principales indications de la thyroïdectomie. Tout d'abord, cet auteur établit, comme Rose l'avait déjà indiqué, que le goître est dangereux par les accidents qu'il provoque : ramollissement de la trachée, troubles respiratoires. Il est une catégorie de goîtres qu'on peut suffisamment amender par l'usage de l'iode. C'est toujours par là qu'il faut commencer avant de songer à l'intervention radicale.

Il faut préférer l'excision partielle, si elle est possible, mais surtout il ne faut pas trop temporiser, et ne pas laisser la tumeur prendre un volume trop considérable. Au point de vue esthétique, on ne doit intervenir que si la tumeur est petite, mobile, facile à enlever. Si la déformation est légère, il vaut mieux s'abstenir. Quand le goître est large, étalé en surface, on peut aisément le dissimuler, d'autant plus que dans ces cas, l'intervention est dangereuse à cause du volume de la tumeur et de sa mobilité imparfaite.

Dans son mémoire publié (2) en 1882, le professeur Théod. Kocher (de Berne) se montre partisan enthousiaste de la thyroïdectomie. Comme Rose, comme Julliard, il redoute surtout le ramollissement de la trachée et les troubles pulmonaires provoqués par le goître. D'après lui, les moyens opposables à l'excision comme l'écrasement linéaire, la cautérisation, le drainage, la

(1) *Revue de Chirurgie*, août 1883.
(2) *Corr. Blatt für Schweizer Aerzte— Die indicationen zur Kropfsœxstirpation beim gegenvartigen stande der Antisepsis*. Berne, 1882,

discision à la manière de Billroth, sont surannés et sont tombés dans l'oubli. Il insiste aussi sur l'intervention hâtive qui d'abord facilite l'opération, et de plus permet souvent d'enlever des tumeurs dont on ne pouvait soupçonner au début le caractère malin.

Kocher se montre plus accommodant pour le côté esthétique : « Si, dit-il, dans un mémoire, il est facile de rejeter à la légère, les opérations que commande l'esthétique seule, en pratique, il n'en est pas toujours ainsi. Si une jeune fille, porteur d'un goître gros comme un poing et en âge de se marier, réclame une intervention radicale, il sera quelquefois difficile de la lui refuser. »

Comme conclusion des lignes précédentes, nous donnerons les indications de la thyroïdectomie telles que les comprend notre maître, M. le professeur Poncet.

Cette opération peut être considérée comme une des plus graves de la chirurgie. Il suffit, pour s'en convaincre de jeter les yeux sur la liste des accidents qu'elle peut provoquer, soit pendant l'acte opératoire, soit à une époque plus ou moins éloignée de l'intervention. La région cervicale qu'on est obligé de disséquer lorsqu'on veut pratiquer l'extirpation totale d'une tumeur un peu volumineuse, est sillonnée d'énormes vaisseaux veineux ou artériels, dont la blessure provoque l'inondation du champ opératoire. L'entrée de l'air dans les veines peut amener la mort immédiate. De gros troncs nerveux sont forcément dénudés et tiraillés, compris quelquefois dans une ligature vasculaire. Le choc traumatique, inséparable d'une longue opération peut, à lui seul, causer la mort du patient. Enfin, après l'extirpation laborieusement faite, on peut voir survenir des hémorrhagies secondaires, des phlegmons du cou, du médiastin.

La thyroïdectomie, pour M. le professeur Poncet, ne saurait être comparée qu'à la ligature de l'artère iliaque interne, où les dangers de l'hémorrhagie, de l'ouverture du péritoine, sont rendus plus graves encore par la profondeur à laquelle il faut porter la ligature, et les chances si nombreuses de péritonite aiguë.

Pour toutes ces raisons, l'excision totale du goître sera toujours une *opération de nécessité, jamais une opération de luxe.* C'est assez faire prévoir que nous rejetons absolument l'intervention faite dans un seul but d'esthétique et de coquetterie ; à moins que la tumeur ne soit nettement pédiculée, très mobile et l'opération équivalente comme gravité à l'extirpation d'un petit ganglion lymphatique dégénéré. Si le goître, par les accidents qu'il entraîne ou la difformité qui en résulte, empêche l'individu qui en est porteur de gagner sa vie, le chirurgien se décidera plus facilement à une intervention radicale, pourvu que les chances de succès tirées du volume de la tumeur, de l'état général du sujet, soient très considérables.

Quand le goître a provoqué des accès de suffocation, il faut, avant tout, être certain que ces attaques de dyspnée comportent par elles-mêmes un pronostic sérieux et sont de nature, si elles s'aggravent, à entraîner rapidement l'asphyxie. Il faut donc surveiller le malade et voir si cette dyspnée n'est pas purement accidentelle et provoquée par une marche trop rapide, l'ascension trop précipitée d'un escalier. Auquel cas la suppression de ces causes d'excitation suffira pour amender l'état du malade. Celui-ci se trouvera dans les conditions d'un

cardiaque dont tous les mouvements doivent être mé-
surés sous peine d'asystolie.

Le sulfate de quinine, dans un cas de M. le professeur
Poncet, fit disparaître des accès de suffocation provoqués
par un goître que portait une malade atteinte d'impa-
ludisme. Ces accès revenaient tous les soirs vers dix
heures.

Il n'est pas douteux que certaines influences météoro-
logiques encore peu connues, entre autres l'humidité,
puissent provoquer des accès d'oppression chez les goîtreux comme chez les asthmatiques. Un changement de
climat pourrait, dans ces conditions, être favorable.

N'oublions pas que chez les femmes, d'ailleurs si im-
pressionnables, la présence d'une tumeur thyroïdienne
peut provoquer des attaques d'étouffement dont le bromure de potassium et les douches froides feront prompte
justice.

Si le goître est véritablement suffocant et s'accompagne de cornage trachéal, de tirage sus-claviculaire,
l'hésitation n'est plus permise, et nous adoptons pleine-
ment dans ce cas la manière de voir de MM. Reverdin :
opérer dès qu'un véritable accès de suffocation s'est produit. Il en est de même lorsqu'un rapide accroissement
de la tumeur fait prévoir que la trachée sera comprimée
et ramollie à brève échéance.

Nous arrivons à un ordre de considérations pour les-
quelles les solutions les plus diverses ont été proposées.

Il s'agit de l'intervention dans le cas de goître kystique, de tumeur maligne de la thyroïde, de l'extirpation partielle ou totale de la glande.

En présence d'un kyste on peut se demander s'il est

uni ou pluriloculaire, séreux ou hématique si la cavité kystique est primitive ou résulte de la fonte, de la résorption partielle d'une tumeur solide. Si les cavités kystiques sont nombreuses, de minimes dimensions, et développées au milieu d'une masse charnue dont la présence seule cause tous les accidents, il est évident que l'extirpation s'impose.

Dans le cas de kyste à contenu hématique, couleur chocolat ou café au lait, dont les parois sont tomenteuses, anfractueuses, une large ouverture de la poche avec drainage suffisant et lavages pratiqués avec des solutions antiseptiques, constitue le premier temps de l'intervention. Dans un cas de ce genre, M. le professeur Poncet a obtenu un succès complet par la méthode précédente ; la cavité kystique disparut par accolement de ses parois bourgeonnantes. Si cette méthode échoue, un seul moyen restera : l'extirpation.

Dans les kystes séreux simples, à parois souples, uniloculaires, la conduite des chirurgiens a été très variable. M. Mollière (D.), chirurgien-major de l'Hôtel-Dieu de Lyon, dans un certain nombre de cas, a pratiqué avec beaucoup de succès le *drainage capillaire*. Mais ce traitement, auquel nous nous empressons d'accorder la suprématie au point de vue des stigmates laissés par l'opération, exige, outre un pansement antiseptique des plus rigoureux, des séances d'aspiration bi-quotidiennes, des lavages de la poche multipliés et très minutieux. Si l'on se départit un seul instant de ces précautions, on voit apparaître de formidables accidents de septicémie.

D'après M. le professeur Poncet ces kystes doivent être traités par une large incision. Cette méthode permet l'évacuation complète et rapide des liquides contenus dans la poche. Le doigt peut alors explorer la cavité et se rendre compte de sa capacité et de la direction de ses divers prolongements. Une fois le liquide évacué et la situation éclairée par l'exploration prudente de la poche, on peut faire à la partie supérieure de l'incision quelques points de suture pour diminuer d'autant sa longueur. A la partie déclive on suture la paroi kystique à la peau pour prévenir l'infiltration des liquides puis on place un très gros drain à l'angle inférieur de la plaie. De cette façon l'écoulement des liquides est assuré et la rétention de produits septiques dans la poche est par là-même rendue impossible. De fréquents lavages permettent de modifier la paroi de la cavité et entraînent les grumeaux purulents de quelque volume dont l'issue est impossible par le drainage capillaire.

On ne doit pas oublier que même l'incision de la poche ne doit pas être tentée avant que le chirurgien ait essayé la ponction à l'aide d'un aspirateur. Cette simple ponction suffit quelquefois pour faire disparaître une bosselure disgracieuse qui ne se reproduit pas, surtout si après la ponction on fait une légère compression.

De nombreuses méthodes ont été préconisées pour la cure des goîtres kystiques. Nous allons passer en revue les graves inconvénients que présentent quelques-unes d'entre elles : les injections alcooliques et iodées.

Maunoir (de Genève) fit le premier, en 1812, une injection de vin chaud dans un kyste de la thyroïde. Il n'en obtint pas un résultat heureux et abandonna cette méthode pour avoir recours au séton.

En 1843 Velpeau, publia quatre observations de goîtres kystiques traités par l'injection de teinture d'iode. Dans un cas l'opéré présenta pendant longtemps des symptômes d'iodisme.

M. Bouchacourt a rapporté (1) deux cas de kystes traités par la même méthode. Dans les deux cas cette opération avait été suivie de suppuration. La guérison se fit attendre pendant cinq mois et demi chez un de ces malades.

Sans parler des récidives constatées dans une foule de cas par Sédillot, Fleury, Gosselin, la ponction suivie d'injection iodée expose à des accidents multiples et très graves. Ce sont d'abord les congestions, les hémorrhagies *a vacuo* dont on conçoit facilement le mécanisme. Ce sont ensuite une inflammation et une tuméfaction trop considérables pouvant déterminer la compression des organes importants du cou, et un état général fort grave. C'est enfin la suppuration du kyste, si fréquente et si redoutable à cause de ses conséquences : la diffusion du pus, la septicémie. En 1848, Gallois, élève de M. Bouchacourt, publia (2) quatre observations, de kystes traités par l'injection iodée. Dans un de ces cas il y eut suppuration de la poche.

Philippeaux (3) signale deux cas dans lesquels Bonnet pratiqua l'injection iodée. Dans le premier cas il y eut menace de mort puis établissement d'une fistule. Chez le second il y eut des phénomènes de septicémie.

(1) *Bulletin de thérapeutique*, 1844.
(2) *Journal de Médecine de Lyon*, 1848.
(3) *Traité de la Cautérisation*.

Schuh (1) ayant opéré trois goîtres kystiques par l'injection iodée eut un succès complet, un incomplet et un cas de mort à la suite d'une longue suppuration.

M. Delore signalait en 1867, devant la Société des Sciences Médicales de Lyon, l'observation d'un malade auquel on avait fait trois injections iodées successives et qui mourut après la troisième.

M. le professeur Valette (2) (de Lyon) dit qu'il refusa d'opérer par cette méthode une jeune femme qui portait un kyste de petit volume. Bonnet consentit à pratiquer l'opération et quatre jours après la malade mourut, suffoquée par le gonflement inflammatoire.

L'incision du goître telle que nous l'avons décrite a donné entre les mains de Billroth et de MM. Reverdin, de très heureux résultats, on ne peut lui reprocher aucun des nombreux accidents consécutifs à l'injection iodée.

L'extirpation des *tumeurs malignes* de la thyroïde est entourée d'énormes difficultés quand le néoplasme atteint un certain développement. On ne peut savoir au juste avant l'opération jusqu'où s'étend la tumeur et si les organes voisins sont envahis par la production morbide. Le chirurgien, d'après Bircher (*loc. cit.*), doit se faire accorder tout pouvoir avant de commencer l'opération car il ne sait pas au juste où il lui sera permis de s'arrêter. Bircher, dans un cas de ce genre, a réséqué le larynx, les deux premiers anneaux de la trachée et la paroi antérieure de l'œsophage. D'après ce même auteur, Rose, en 1877, aurait réséqué pendant l'extirpation d'un

(1) *Gaz. hebdom.*, 1858.
(2) Valette, *Leçons de Clinique Chirurgicale.*

goître sarcomateux une portion de la jugulaire interne
et de la carotide. Il est inutile d'insister sur la gravité
de ces opérations qui, au point de vue du Manuel opératoire, peuvent être très brillantes, mais qui, en pratique,
doivent être rejetées par un chirurgien soucieux de la vie
de son malade et de sa propre dignité. Comme le plus souvent, il n'est pas possible de savoir, au début, s'il s'agit
véritablement d'une tumeur maligne, le chirurgien se
laissera guider par la rapidité d'évolution de la tumeur,
les douleurs qu'elle provoque et son adhérence à la peau
pour se décider à une intervention hâtive en prévision
d'un néoplasme malin. Il est inutile d'ajouter qu'ici,
comme pour l'extirpation d'un néoplasme quelconque,
le chirurgien, avant d'engager l'action, doit être sûr,
dans la mesure du possible, qu'une généralisation de la
tumeur ne rendra point son opération inutile, que les
ganglions du cou et du médiastin ne sont pas encore
infectés et que des adhérences trop étendues de la tumeur ne le forceront point à faire une opération illusoire
en l'obligeant à tailler en plein néoplasme.

L'opération étant décidée en principe, faut-il pratiquer
l'extirpation totale ou partielle ?

Sur ce point, le mémoire de MM. Reverdin a fait connaître
que l'extirpation totale de la thyroïde était suivie d'accidents généraux, de pâleur, de faiblesse avec bouffissure
des mains et de la face, phénomènes qu'ils dési-
gnent sous le nom de *myxœdème opératoire*. Toutes les
fois que cela est possible, ils préfèrent l'extirpation
partielle et ne font l'ablation totale que contraints et
forcés.

D'après Kocher qui a exprimé cette opinion au XIIe

Congrès des chirurgiens allemands, l'extirpation totale
de la thyroïde se montre pernicieuse pendant la période
de croissance. Comme MM. Reverdin il a observé le
myxœdème ; il en tire la conclusion que la glande thyroïde est un organe hémato-poiétique ou contribuant à
régulariser la circulation cérébrale. Il conclut en disant
que si la chose est possible, on ne pratiquera que l'extirpation partielle. Bardleben. n'est pas de cet avis, car il
n'a pas observé d'accidents analogues. Cet auteur a réséqué à un chien la glande thyroïde et la rate sans pré-
judice bien marqué.

Dans un mémoire récent M. le Professeur Schiff (de
Genève) (1) a observé sur des animaux auxquels il avait
enlevé la glande thyroïde en totalité des phénomènes
d'abattement, de torpeur, avec secousses convulsives
dans les muscles et anesthésie manifeste des téguments.
La croissance a paru arrêtée dans un cas par cette opération. Tous les animaux auxquels il a extirpé la glande
en totalité sont morts.

Dans le cas où l'on sent un lobe bien distinct, mobile,
parfaitement isolé, le reste de la glande étant normal,
on doit pratiquer l'excision partielle. Cette indépendance
des tumeurs isolées n'est souvent qu'apparente. En tout
cas le chirurgien doit être prêt à pratiquer l'extirpation
totale si les adhérences sont trop étendues.

Rose ne voulait d'abord pratiquer l'extirpation totale
que dans les cas où l'on ne pourrait enlever le néoplasme
sans inciser le parenchyme, parce qu'alors il redoutait les
hémorrhagies. Il enlèverait actuellement la glande toute

(1) Schiff. *Revue méd. de la Suisse romande.* 15 fév. 1884.

entière. Il cite (1) un cas de récidive du néoplasme chez une patiente à laquelle il avait fait l'évidement. « *Aussi longtemps, dit-il, qu'il reste une portion quelconque d'un goître, on est exposé à devoir recommencer tous les deux ou trois ans.* »

Dans quelques circonstances on a pu pratiquer l'ablation de tumeurs multilobées en trois ou quatre séances différentes.

Statistique. — Nous citerons ici quelques chiffres pour montrer quel résultat ont donné jusqu'ici les opérations pratiquées à des époques variables et par des chirurgiens divers.

Nous avons trouvé dans le travail de M. Liebrecht (*loc. cit.*) outre la relation succincte de tous les cas de thyroïdectomies pratiquées jusqu'en 1882, une statistique très utile à consulter et que nous résumerons ici.

La première statistique est celle de Günther ; elle a été modifiée en quelques points par M. Liebrecht et donne comme résultat jusqu'en 1850 : 54 cas dont 35 succès, 17 insuccès, 31,48 % — deux résultats inconnus.

Une deuxième statistique établie par Brière d'Yverdon donne 68 cas avec une mortalité de 23 = 33,82 %.

La troisième liste a été dressée par Brüberger. Elle ne diffère pas beaucoup de celle de Süsskind qui donne la relation de 118 cas de 1851 à 1876 avec mortalité (goîtres malins compris) de 23 = 19,40 %.

La statistique établie par Liebrecht, pour cette même période de 1851 à 1876, donne un résultat un peu différent,

(1) Rose. *Ueber Kropfstodt und Radicalcur des kropfes. Langenbec'ks Archiv.* 1871, t. XXII, p. 21.

c'est-à-dire 138 cas dont 105 succès et 28 insuccès, 20,29 % de mortalité.

De 1877 à 1882 le nombre total d'opérations a été de 135 dont 116 succès et 20 morts = 14,81 %.

A partir de 1877 la diminution de la mortalité est incontestablement due à l'application du pansement antiseptique de Lister ; tous les opérateurs sont d'accord sur ce point.

Si nous examinons la statistique des cas opérés par le même chirurgien, et, par suite, étant plus comparables, nous voyons, toujours d'après M. Liebrecht, que Baumgaertner, sur 8 extirpations totales, a eu autant de guérisons. Crédé (de Dresde) a eu une série de 13 cas tous opérés avec succès.

Nussbaum a opéré de juin 1877 à novembre 1879 12 malades dont 2 ont succombé. Lücke, de 1865 à 1870 a pratiqué 9 opérations dont une seule malheureuse. Bruns, de 1851 à 1876 a fait 23 extirpations avec 19 guérisons. Gussenbauer, sur 10 opérations a compté 10 succès. Lauer, sur 9 cas, 8 guérisons.

Kocher (*loc. cit.*) a établi une statistique des cas postérieurs à 1877 jusqu'à 1882 ; en éliminant les opérations pour goîtres cancéreux il est arrivé à une proportion de 23 insuccès sur 193 cas ; ce qui donne une mortalité de 11,9 %. (Par erreur, dans son travail il a donné le chiffre 13,9.) Les opérations pour goître cancéreux donnent la mortalité effrayante de 61,9 % = 13 morts sur 21 opérés.

Au dernier Congrès des chirurgiens allemands, le même auteur établit comme résultat de sa statistique personnelle sur ses 43 dernières opérations 25 % de mortalité pour les goîtres malins et 5 % pour les cas bénins. A ce même Congrès, Woelfler a donné comme résultats obtenus par Billroth, de 1877 à 1883, 7 % de mortalité sur 68 opérés.

Sur les 22 cas qu'ils ont opérés MM. Reverdin ont perdu deux malades, ce qui donne une mortalité de 9 %.

La statistique de M. le professeur Julliard est un peu moins favorable, sur 31 opérations il y a eu 5 morts = 15,1 %.

Comme conclusion nous donnerons le tableau suivant résumant les données précédentes :

Avant 1851, la mortalité était de	31,48 %
De 1851 à 1876...............	20,30 %
De 1877 à 1882...............	14,81 %
Dernière statistique de Kocher..	5 %

CHAPITRE IV

Manuel opératoire

§ I.

Avant d'exposer les diverses méthodes opératoires qui se sont partagé la faveur des chirurgiens, il n'est pas sans intérêt d'examiner quels sont les changements apportés par l'hypertrophie thyroïdienne dans l'arrangement des divers organes de la région du cou. L'anatomie normale de la région sous-hyoïdienne étant exposée aussi clairement que possible dans les divers traités d'anatomie topographique, il est inutile de nous étendre longuement sur les rapports normaux de la glande thyroïde.

Si le goître est de petit volume et proéminent en avant, les rapports anatomiques ne seront point essentiellement modifiés ; tout se bornera à une légère distension des téguments.

Dans le cas de goître volumineux, les vaisseaux, les nerfs et les muscles du cou sont distendus, tiraillés et

déviés. En avant, les muscles sterno -hyoïdiens, thyro-
hyoïdiens, omoplat-hyoïdiens, sont amincis, étalés et
transformés en larges rubans membraneux. Les aponé-
vroses du cou sont transformées en minces feuillets
celluleux, parfois à peine appréciables. Le plus souvent,
les veines sous-cutanées subissent une dilatation considérable et présentent de nombreuses flexuosités.

En arrière, la tumeur envoie quelquefois un prolon-
gement entre la trachée et l'œsophage, ou même entre
l'œsophage et la colonne vertébrale. Dans ce dernier cas,
le goître est appelé rétro-œsophagien ; sa présence cause
le plus souvent des troubles marqués de la déglutition.
Les vaisseaux artériels et veineux sont refoulés progressivement par la marche envahissante de la tumeur. Chez
un de nos malades, la carotide battait sur une ligne
verticale passant au niveau de l'apophyse mastoïde.
Les artères et veines thyroïdiennes, qui normalement
abordent la glande ou s'en échappent par chacun de ses
angles supérieurs et inférieurs, sont profondément
cachées à sa partie postérieure, si le goître est volumineux. Cette disposition rend absolument impossible la
ligature préventive des vaisseaux thyroïdiens que préco-
nisaient Héron-Watson et Michel (de Nancy).

Wœlfler, dans sa communication sur l'extirpation
du goître, au XIIe Congrès des chirurgiens allemands,
a fait remarquer que le nerf récurrent affecte avec
l'artère thyroïdienne inférieure des rapports assez variables. Il a trouvé que ce nerf passe tantôt devant, tantôt
derrière le vaisseau, tantôt l'enlace en spirale ; d'où le
précepte d'isoler strictement le tronc nerveux, si toutefois on parvient à le découvrir. De cette façon, on évi-

tera de le saisir dans la ligature du vaisseau. A la partie
inférieure du cou, la tumeur se dissimule parfois derrière le sternum et la clavicule ; elle constitue la redoutable variété des goîtres *plongeants,* si bien étudiés par
Bonnet (de Lyon).

Dans le cas de tumeur maligne, les organes du cou
sont également refoulés et comprimés. Mais, de plus,
le néoplasme, dans sa marche envahissante, les pénètre
et les détruit. De cette pénétration des vaisseaux du cou,
de la trachée, de l'œsophage, par la production nouvelle,
résulte le danger de son extirpation.

§ II. — SOINS PRÉLIMINAIRES

Il est un certain nombre de soins préliminaires à l'acte
opératoire, que le chirurgien ne doit point ignorer, s'il
veut réunir les conditions les plus favorables à l'heureuse issue de son intervention. Les détails assez futiles
en apparence, dans lesquels nous nous proposons d'entrer, ont tous une certaine importance : *ars tota in
minimis.* Nous n'en voulons pour preuve que les exemples tirés de la pratique de quelques opérateurs que nous
citons dans les lignes suivantes.

Dans leur mémoire sur l'extirpation du goître (*loc. cit.*),
MM. Reverdin conseillent de ne point opérer le malade
à son domicile. En effet, le plus souvent, le chirurgien
s'y trouve dans de mauvaises conditions d'installation
et d'éclairage et doit surtout compter avec le danger
immédiat d'une pareille intervention. Les chiffres

démontrent péremptoirement, ainsi qu'on le savait déjà, qu'il vaut mieux opérer dans un local où le malade se trouve à l'abri de toutes les complications nosocomiales et de l'encombrement. Les opérés de MM. Reverdin se divisent en deux catégories. Les huit malades de la première série ont été opérés à l'hôpital. La moyenne de la durée de leur traitement a été de 27 jours 3/8. Douze opérations ont été pratiquées dans la clinique particulière de ces chirurgiens. Le traitement, pour cette seconde série de malades, a été terminé au bout de 8 jours 7/12.

La marche de la température témoigne dans le même sens. A l'hôpital, la moyenne de la température a été de 39° 6, alors qu'à la clinique elle était de 38° 1. Enfin, ce n'est qu'à l'hôpital que ces opérateurs ont observé « des suppurations un peu abondantes et même fétides, alors qu'à la clinique elles ne fournissaient qu'un pus séreux et presque inodore. »

M. le professeur Julliard a opéré la plupart de ses patients à l'Hôpital cantonal de Genève. Mais nous devons faire remarquer que les opérés sont transportés, après l'ablation de la tumeur, dans des pavillons séparés, construits à côté de l'hôpital. Indépendamment du petit nombre de lits qu'ils contiennent, ces pavillons offrent l'avantage d'être parfaitement ventilés, puisque les malades y sont en plein air, les parois latérales des pavillons étant formées par des rideaux mobiles. Ils ne sont en outre occupés que pendant la moitié de l'année.

§ III. — Préparatifs immédiats.

Plusieurs bains de propreté doivent être administrés au patient pendant les jours qui précèdent l'opération. Immédiatement avant l'anesthésie, si on juge convenable d'y recourir, le champ opératoire doit être nettoyé soigneusement à la brosse et au savon. On lavera ensuite la région avec une solution d'acide phénique à 2 ou 3 %. Toutes ces précautions ont pour but de se débarrasser de l'épiderme plus ou moins macéré qui peut donner refuge aux germes infectieux.

Le spray tend de plus en plus à disparaître de la pratique courante. Cependant on peut l'employer si l'on ne veut pas faire d'irrigations dans la plaie. Pour peu que l'opération se prolonge, l'absorption d'une certaine quantité d'acide phénique se produira fatalement au niveau de la plaie et contribuera pour une certaine part à provoquer le collapsus et le refroidissement de l'opéré. Les vapeurs pénétreront forcément dans la trachée à chaque inspiration et pourront provoquer l'inflammation toujours imminente chez le goîtreux du conduit trachéo-bronchique. Il vaut mieux pratiquer des pulvérisations avant l'opération pour abattre les poussières atmosphériques puis cesser le spray au moment de l'intervention.

Aides. — Un nombre d'aides suffisant est de rigueur dans une opération si féconde en surprises et en émouvantes péripéties. Il faut un aide pour l'anesthésie, un pour tenir le pouls et surveiller la respiration, un ou deux pour assister l'opérateur, deux pour maintenir les membres, un pour les instruments et un dernier pour les éponges. En tout sept ou huit aides exercés.

Instruments. — Outre les bistouris, pinces à dissection, sondes cannelées, ciseaux, nécessaires dans |toute opération sanglante, il faut se munir d'une grande quantité de pinces hémostatiques, de deux aiguilles de Deschamps, de rétracteurs et de fils à ligatures. Le catgut phéniqué ayant provoqué chez deux malades de Kocher, l'apparition d'accidents septiques, ce chirurgien emploie le catgut préparé à l'essence de génevrier et à l'alcool. Pour éviter toute complication septique le chirurgien devra donc s'assurer avant l'opération que tous ces instruments, le catgut et les mains des aides sont strictement aseptiques. Le liquide employé pour les lavages varie avec les opérateurs, Kocher (de Berne), emploie le chlorure de zinc à 0,2 °/₀, ou un mélange de sous-nitrate de bismuth et d'eau à 1/100. D'autres emploient le sublimé corrosif à 1/5000, ou les solutions phéniquées faibles.

On doit se servir, pour l'opération, d'éponges neuves ou au moins soigneusement lavées et désinfectées. On peut encore se servir de gaze antiseptique froissée pour éponger la plaie.

§ IV. — ANESTHÉSIE

Son emploi présente de sérieux inconvénients. En effet, les tractions nécessairement exercées sur le goî-

tre pendant l'opération, l'action irritante des vapeurs
de l'éther et l'hypersécrétion de mucus bronchique qui
en est la conséquence, provoquent souvent des accès
de suffocation. Les vomissements très ordinaires en pareille occurence sont dangereux, car les matières vomies
peuvent pénétrer dans la trachée. Après la fin de l'opération, les mouvements imprimés à la trachée par les
efforts de vomissements tiraillent les sutures, peuvent
faire céder une ligature insuffisamment serrée et compromettre la réunion.

D'autre part, les douleurs ressenties par le malade
pendant l'extirpation sont parfois extrêmement vives et
tiennent à l'étranglement des nombreux filets du grand
sympathique compris dans les ligatures. Ces douleurs
sont absolument comparables à celles qu'éprouvent les
malades atteints de hernie étranglée. Chez l'un des opérés de M. le professeur Poncet, ces souffrances ont été
très pénibles pour le patient. Elles s'irradiaient dans
l'oreille, le thorax, le côté de la tête correspondant au
lobe thyroïdien qu'on enlevait. Elles ont même persisté
après l'opération et siégeaient alors au niveau du tes-
ticule. Elles ont jeté le patient dans une prostration
extrême. Son pouls était à 160 et la mort qui survint
quatre heures après l'opération doit être imputée à ces
accidents de choc traumatique. L'hémorrhagie qui eut
lieu pendant l'opération peut être évaluée à 5 ou 600
grammes de sang. Cette perte sanguine n'aurait pu
suffire seule à provoquer la mort chez un sujet très
vigoureux, et dont la santé générale était admirable.

Ces accidents de choc traumatique doivent entrer en
ligne de compte et aggravent singulièrement le pronos-

tic, alors même que l'anesthésie a été employée pour l'incision cutanée.

Dans le cas que nous venons de citer, on pratiqua, trente minutes avant l'opération, une injection de chlorhydrate de morphine de 0,01 centigr., on employa même l'anesthésie à l'éther au début de l'opération.

En somme, la conduite la plus sage est d'administrer au patient, trente ou trente-cinq minutes avant l'opération, un lavement avec quatre grammes d'hydrate de chloral, ou encore de pratiquer une injection hypodermique de morphine et d'employer l'éther pour l'incision cutanée seulement. Les chirurgiens lyonnais emploient, comme agent anestésique, l'éther, de préférence au chloroforme, celui-ci provoquant souvent des syncopes mortelles.

§ V. — TRACHÉOTOMIE.

La crainte de voir l'asphyxie provoquée par les tiraillements de la trachée pendant la dissection de la tumeur, a conduit Rose à pratiquer la trachéotomie comme premier temps de l'opération. Le malade aspirait les vapeurs anesthésiques par la canule. Dans son travail sur la cure radicale du goître, il émet l'opinion que la trachéotomie doit être faite dans tous les cas où la trachée est ramollie. Cette manière de voir n'a pas trouvé d'imitateurs, et Kocher (de Berne) repousse formellement la trachéotomie, car elle rend l'asepsie impossible, et pendant l'extirpation, l'ouverture de la trachée est extrêmement gênante pour l'opérateur qui, à tout

instant, redouté de voir le sang y pénétrer en abondance. Bardleben (de Berlin), A. Wœlfler, assistant
de Billroth, Maas (de Würzbourg), après avoir exposé
au XII° congrès des Chirurgiens allemands le résultat
de leur pratique, repoussent formellement la trachéotomie.

Chez un des opérés de M. le professeur Poncet la trachéotomie fut pratiquée par notre collègue M. Pollosson
pendant la nuit qui précéda l'opération. L'asphyxie
imminente du malade dut y faire recourir forcément.
Pendant l'extirpation du goître le sang coulait dans la
canule et de plus l'ouverture de celle-ci était obturée
très fréquemment soit par les éponges, soit par la main
du chirurgien quand il voulait relever la tumeur. L'ouverture de la trachée avait été faite sur le cartilage cricoïde et le premier anneau de la trachée.

§ VI. — ABLATION DU GOITRE

a) *Incision cutanée.* — Elle a varié suivant les opérateurs, les dimensions ou la situation de la tumeur. M. le
professeur Julliard fait toujours de même que Baumgaertner l'incision médiane unique. Dans le cas de tumeurs même très volumineuses, plongeant derrière la
clavicule et le sternum, ces incisions leur ont toujours
suffi.

On ne doit pas attacher une importance trop considérable à cette question d'incision cutanée. Il est in-
contestable qu'une incision linéaire unique sera plus
tôt réunie qu'une incision cruciale ou en V, en T ou

en ⌐⌐. Mais il faut aussi se placer au point de vue non moins important de la sécurité et de là facilité de l'extirpation. Il faut, avant tout, avoir sous les yeux les brides comprises dans les ligatures pour constater qu'il ne se produit pas d'hémorrhagie après leur section. Si quelques débridements sont nécessaires, le chirurgien ne doit pas hésiter à les pratiquer, pourvu, toutefois, qu'ils n'intéressent pas d'organes importants ou de muscles trop volumineux. Dans ce dernier cas même, on pourrait, si la chose paraissait indispensable, suturer ensuite les deux chefs du muscle divisé.

On ne doit jamais exciser de lambeau cutané, même dans le cas de tumeur très volumineuse. Après l'opération, la peau, antérieurement distendue, se rétracte parfaitement.

L'incision sera donc aussi simple que possible et doit être faite suivant le grand axe de la tumeur, sur la ligne médiane ou sur le bord antérieur du sterno-mastoïdien, suivant que la tumeur siège au milieu du cou ou sur les parties latérales. Cette incision doit toujours être très superficielle et faite avec beaucoup de ménagement. Souvent, en effet, de grosses veines sous-cutanées pourraient être ouvertes dans ce premier temps, et de l'air pourrait être aspiré dans leur cavité. De plus, les différentes couches de tissus interposées entre la tumeur et la peau sont parfois extrêmement minces et distendues, de sorte qu'une incision trop profonde pourrait entamer les couches superficielles de la tumeur. Une hémorrhagie en nappe, toujours fort gênante, en serait la conséquence.

b) *Dissection de la tumeur.* — L'incision de la peau étant faite, on coupe sur la sonde cannelée les divers feuillets qui lui sont sous-jacents. Trouve-t-on de grosses veines dans le champ opératoire, on les récline ou on les sectionne *entre deux ligatures*. Si les muscles sterno-hyoïdiens et sterno-thyroïdiens étalés à la surface du goître sont par trop tendus et gênants, on peut, à l'exemple de Rose, Michel, Gussenbauer, les exciser sans inconvénient.

Arrivé sur le goître, le chirurgien incise sa capsule et dépose alors le bistouri pour se servir exclusivement de sondes cannelées, de ciseaux fermés ou de tout autre instrument mousse. L'œil du chirurgien doit suivre à tout instant le travail accompli par sa sonde ou son doigt. Pour isoler la tumeur des tissus ambiants, il faut diviser en plusieurs faisceaux les brides celluleuses qui l'unissent aux organes voisins. Pour lier ces divers faisceaux, les opérateurs peuvent se servir soit de l'aiguille de Deschamps, soit de divers instruments imaginés dans ce but spécial. M. le professeur Julliard se sert d'une pince dont les mors écartés par la pression du doigt, sont fixés à un certain degré d'écartement par un écrou. On passe les fils à ligature dans l'intervalle des deux branches de la pince. Cet instrument a pour but de laisser une certaine distance entre les deux ligatures, afin de prévenir la chute d'un fil insuffisamment appliqué.

MM. Reverdin saisissent les tissus qu'ils veulent diviser entre les mors très allongés d'une pince hémostatique modifiée. Puis, quand la section est opérée, si quelque vaisseau apparaît sur la surface sectionnée, ils le saisissent facilement. Ces pinces ont pour avantage d'assurer une stricte économie du sang du malade et d'épargner beaucoup de ligatures inutiles.

Il faut procéder avec une certaine lenteur à la section de toutes ces brides fibreuses, car souvent elles contiennent de volumineux vaisseaux ; d'où le précepte capital de ne jamais rien couper *qu'entre deux ligatures*. Le chirurgien doit cependant pratiquer la thyroïdectomie avec une rapidité suffisante pour que le patient ne soit pas exposé trop longtemps aux douleurs inséparables d'une telle opération, et puisse éviter les conséquences souvent funestes du choc traumatique.

Un vaisseau est saisi par une pince, faut-il procéder immédiatement à sa ligature, ou achever d'abord l'ablation de la tumeur pour revenir ensuite à la ligature de tous les vaisseaux ? Les deux méthodes ont eu leurs partisans.

Si les ligatures sont pratiquées immédiatement après l'application des pinces et la section des brides fibreuses qui les contiennent, l'opération est interrompue très fréquemment. On lie beaucoup de fascicules fibreux ne contenant aucun vaisseau et par conséquent on laisse dans la plaie une assez notable quantité de fils de catgut inutiles. Mais, d'autre part, si l'on réserve pour la fin de l'opération, comme le veut Baumgaertner, l'application de toutes les ligatures, on s'expose à voir le champ opératoire encombré de pinces hémostatiques qui gêneront singulièrement l'opérateur dans le cas où un vaisseau de quelque volume serait intéressé.

Faut-il pratiquer la ligature des vaisseaux avec du catgut ou de la soie phéniquée ? La majorité des chirurgiens emploient le catgut, car cette substance est facilement absorbée et ne compromet en rien la réunion immédiate. Les fils de soie sont souvent tolérés par les tissus dans lesquels ils s'enkystent, mais souvent aussi, ils ont donné lieu à de petits abcès qui retardent la guérison. Cet accident a été observé par Billroth, Julliard, Lister. Quant au catgut, on emploiera celui qui est préparé par la méthode de Kocher à l'essence de genevrier ou le catgut à l'acide phénique bien aseptique.

Il est inutile d'insister sur le degré de constriction nécessaire à la parfaite occlusion des vaisseaux. Elle doit être proportionnée au calibre du vaisseau, et toujours suffisante pour produire la rupture de la tunique interne et de la tunique moyenne du vaisseau. Dans cette région éminemment vasculaire il faut assujettir fortement les ligatures, *toujours appliquer le nœud droit*, de façon que les efforts de toux et de vomissement ne provoquent pas la chûte des fils et une hémorrhagie plus ou moins abondante.

Quelle est la marche à suivre dans l'énucléation de la tumeur ?

Si le goître est entouré d'une capsule, il faut de toute nécessité inciser cette enveloppe de façon à ne pas s'égarer dans les régions profondes du cou. Il importe de mobiliser la tumeur le plus rapidement possible. Pour cela on pourra changer ses points d'attaque en choisissant les points où l'adhérence est moindre. Tous les vaisseaux, toutes les brides seront sectionnés *entre deux ligatures* nous ne craignons pas de le répéter. Il ne faut jamais déchirer avec force ces brides celluleuses qui parfois contiennent de volumineux vaisseaux dont la rupture provoquerait d'abondantes hémorrhagies.

Si l'on pouvait placer au début de l'opération une ligature sur les artères thyroïdiennes, c'est par cette ma-

nœuvre qu'il faudrait commencer l'extirpation de la
tumeur. Maître des artères thyroïdiennes et des grosses
veines qui leur sont accolées, on peut achever l'opération
sans perte notable de sang. Mais, le plus souvent, ces
vaisseaux se trouvent à la partie postérieure du goître.
Il faut donc décoller celui-ci en grande partie avant
d'arriver jusqu'à eux.

Rose conseille de commencer l'énucléation du goître
par sa partie inférieure, afin de pouvoir, en cas de néces
sité, pratiquer la trachéotomie. Billroth, au contraire,
cherche à le dégager par le haut afin de lier rapidement
la thyroïdienne supérieure.

Avec beaucoup de patience et une sage lenteur, on
parvient à rendre mobile la plus grande partie du goître.
La tumeur ne tient plus que par le tissu cellulo-fibreux,
parfois assez dense, qui l'unit intimement à la trachée, au
larynx et à l'œsophage, et par les vaisseaux thyroïdiens
inférieurs qui viennent prendre attache au bord inférieur de la tumeur. Les rapports de l'artère thyroïdienne
inférieure avec le nerf récurrent exigent une attention
spéciale. Il faut disséquer le tronc du nerf, *si toutefois
on parvient à le découvrir*, et le séparer exactement du
vaisseau, car sa ligature détermine une aphonie persistante. La dissection des attaches du goître à la trachée
doit être faite très minutieusement. Parfois, ces adhérences sont lâches et la dissection facile, mais souvent,
par contre, la fusion entre ces organes est presque complète et l'opérateur se voit dans la nécessité d'entamer
les cerceaux cartilagineux de la trachée, ce qui, d'ailleurs,
n'a pas de bien graves conséquences.

Il peut arriver qu'un gros vaisseau, profondément

situé, ne puisse être saisi par la ligature. Dans le cas de Pozzi, dans une de nos observations, on dut laisser à demeure des pinces hémostatiques. Ce procédé de nécessité, outre les risques d'hémorrhagies secondaires qu'il comporte , après l'enlèvement des pinces , empêche d'appliquer sur la plaie un pansement parfaitement aseptique. C'est donc là un moyen que peut seule imposer la nécessité et qu'il faut s'efforcer d'éviter par la ligature, quand cette dernière est applicable.

§ VII. — PANSEMENT. — SOINS CONSÉCUTIFS

Le malade est complètement débarrassé de sa tumeur, il a échappé au danger de l'hémorrhagie primitive. Il s'agit d'obtenir la réunion immédiate de la surface cruentée, de prévenir la septicémie et les fusées purulentes.

Les détails du pansement sont d'une importance capitale et constituent pour ainsi dire la seconde partie de l'opération. Les organes les plus importants du cou ont été mis à nu, les deux carotides battent au fond de la plaie qui est limitée à sa partie inférieure par le tronc veineux brachio-céphalique et quelquefois la crosse de l'aorte.

Si, pendant l'opération, on n'a point fait usage du spray, on se verra obligé de pratiquer le lavage de la plaie. Il est bon de savoir que ces lavages ne sont pas sans inconvénient, et Riedel (1) cite un cas dans lequel

(1) *Centralblatt für Chirurg.*, 1882, n° 45.

le lavage de la plaie avec une solution phéniquée à 3 %,
occasionna une agitation et une anxiété extrêmes ; le
troisième jour la malade mourait, après avoir présenté
les symptômes de la paralysie des nerfs récurrents et
pneumogastriques.

On nettoie soigneusement la plaie avec une solution
phéniquée tiède et très faible. On enlève les caillots et
tous les débris qui peuvent se rencontrer à la surface
de la plaie. La toilette de la cavité étant faite, on suture
toute l'incision et on place dans la plaie deux drains
dont le calibre et la longueur sont en rapport avec l'é-
tendue de la surface cruentée. MM. Reverdin, si la plaie
est vaste, pratiquent des contre-ouvertures aux points
déclives, pour éviter la stagnation des liquides. Quelques
opérateurs placent un drain debout dans la poche rétro-
sternale. M. le professeur Julliard le considère comme
inutile, car si la réunion immédiate est obtenue, cette
poche est rapidement comblée ; si la plaie suppure, le
drain qu'on y place debout ne joue aucun rôle efficace
pour l'écoulement des liquides. On a employé des drains
en caoutchouc ou des drains en os décalcifiés de Neuber.
Ces derniers doivent être abandonnés, car leur résorption est le plus souvent inégale. Ils peuvent se résorber
par places ou rester dans les tissus pendant plusieurs
mois sans altération ; leur présence peut causer des
abcès secondaires. On leur reproche enfin leur consistance trop molle.

On peut appliquer sur la plaie et sur les lèvres de l'incision de la poudre d'iodoforme en très petite quantité
ou quelque autre substance antiseptique. Kocher (de
Berne), employait le chlorure de zinc à 0,2 % en badi-

geonnages sur la plaie. Il a renoncé à l'emploi de cette
substance. Actuellement, il se sert d'un mélange de
sous-nitrate de bismuth et d'eau à 1 %. Ce mélange
empêche la sécrétion des liquides à la surface des plaies.
On peut alors se dispenser de mettre des drains et faire
les sutures seulement le second jour, quand on est sûr
que la plaie ne fournira pas d'abondante sécrétion. Il
applique, comme pansement, de la gaze trempée dans
un mélange de bismuth et d'eau à 10 %.

Asepsie et compression, voilà les deux grandes indications du pansement pour M. le professeur Julliard. La
compression est obtenue au moyen de plusieurs éponges
neuves, parfaitement aseptiques, qu'on applique sur le
cou et la partie supérieure du thorax; la plaie étant
recouverte d'une bandelette de silke protective. Sur les
éponges, on appliquera la gaze antiseptique et le tout
est recouvert d'ouate également antiseptique, fixée au
moyen de bandes de gaze, puis de tarlatane mouillée
qui forment en se desséchant une carapace solide. Enfin,
le pansement est complété par l'application d'une bande
élastique à peine serrée et destinée à faire une compression douce. On peut encore consolider ce pansement
au moyen d'attelles rigides appliquées à la partie postérieure du cou.

Le pansement terminé, le malade est replacé dans
son lit et réchauffé par les moyens usuels. Il doit rester
assis pendant les 48 premières heures, afin de favoriser
l'écoulement des liquides de la plaie.

Il faut, pardessus tout, obtenir le repos de la région
malade. On évitera tout ce qui peut provoquer les mouvements de la trachée. Les opérés doivent garder un

silence absolu ; ils boiront le moins possible et on ne leur donnera que de l'eau. Si une partie du liquide dégluti venait à pénétrer dans les bronches, l'eau serait plus facilement tolérée. On donnera à boire par petites gorgées avec une cuiller. M. le professeur Julliard et Kocher (de Berne), citent des cas de pneumonies mortelles consécutives à la pénétration de particules alimentaires solides dans les voies respiratoires. Vers le quatrième ou cinquième jour, époque à laquelle la déglutition commence à se faire normalement, on donnera du lait, du vin, du bouillon.

Le premier pansement doit être fait le second jour, 24 heures après l'opération ; car pendant les 24 premières heures la plaie sécrète une assez grande quantité de liquides. On peut ne laisser qu'un seul drain au premier pansement. On enlève ce dernier drain quand la sécrétion très minime de la plaie permet de ne pas redouter la rétention des liquides.

Au premier pansement, on peut enlever une suture sur deux. Au second pansement, qui est fait le cinquième jour, on enlève tous les fils.

Vers le septième ou huitième jour, si la plaie complètement aseptique est réunie, on permet au malade de se lever.

Le succès est alors assuré. Le malade n'en reste pas moins exposé à quelques complications tardives, dont l'exposition fera l'objet du chapitre suivant.

CHAPITRE V

Accidents et Complications de la Thyroïdectomie

Dans le chapitre précédent nous avons retracé la marche et décrit les suites d'une opération simple, exempte de tout accident. Mais il est assez rare d'observer un opéré dans des conditions si éminemment favorables.

L'énumération de tous les accidents qui peuvent compromettre le succès de l'intervention ne doit pas être faite sans ordre et sans méthode. Il est en effet, un certain nombre de complications qui, jusqu'ici, n'ont été observées que dans les cas d'extirpation totale : ce sont : *la tétanie et le myxœdème opératoire*. Nous nous en occuperons dans un paragraphe spécial. L'extirpation, soit partielle, soit totale, peut être accompagnée et suivie d'hémorrhagies soit artérielles, soit veineuses ou parenchymateuses. Nous passerons en revue dans un paragraphe cet ordre d'accidents que nous classons avec quelques autres sous le titre d'*accidents immédiats*.

Enfin, l'opération terminée, le malade peut encore être

exposé à de nombreuses complications septiques, heureusement prévenues aujourd'hui par l'application rigoureuse du pansement de Lister. Nous nous en occuperons dans un paragraphe consacré aux accidents consécutifs.

§ I. — ACCIDENTS IMMÉDIATS

I. — Hémorrhagies

C'était l'accident le plus redouté des anciens chirurgiens. Malgré le perfectionnement de la technique hémostatique, il peut encore être considéré comme le plus rapidememt dangereux. Ces hémorrhagies peuvent être : artérielles, veineuses, parenchymateuses.

1° HÉMORRHAGIES ARTÉRIELLES. — α) *Primitive*. Elle peut intéresser soit une artère de moyen calibre comme les thyroïdiennes et surtout la thyroïdienne supérieure, la linguale, ou même des vaisseaux de gros calibre comme la carotide. L'hémorrhagie, quoique présentant une gravité assez considérable à cause de l'anémie qui lui succède, ne doit cependant pas trop épouvanter l'opérateur, eut-il divisé la carotide primitive elle-même. On trouve dans la science un assez grand nombre de cas de ligature de la carotide primitive pour des causes diverses et où le patient s'est rétabli.

Le succès dans cette occurrence dépend du sang-froid de l'opérateur et de la rapidité de son intervention. Quoique la ligature de cet énorme vaisseau ne soit pas nécessairement mortelle, elle doit être considérée cependant comme étant de la plus haute gravité. On a noté dans ces cas des accidents très graves : troubles de l'intelligence, hémiplégie et même la mort immédiate.

Dans le cadre des hémorrhagies artérielles primitives, il faut comprendre celles qui surviennent quelques heures après l'opération, alors qu'une ligature mal assujettie s'est relâchée. On ne saurait trop porter d'attention à la ligature des vaisseaux pendant l'opération. Nous trouvons dans le seul mémoire de MM. Reverdin, deux cas d'hémorrhagie de la thyroïdienne supérieure où la vie du malade ne fut sauvée que par une rapide intervention.

β) Secondaire. — Elle est plus rare et se produit après un nombre de jours variable. Dans un cas de Kocher l'emploi d'une solution de chlorure de zinc à 5 % détermina la mortification du tissu cellulaire du médiastin et l'ouverture du tronc artériel brachio-céphalique. La mort fut immédiate. Cet accident a contribué à faire abandonner par Kocher l'emploi du chlorure de zinc.

2° HÉMORRHAGIES VEINEUSES. — *α) Primitive.* — Elle est peut-être plus redoutable que les précédentes car souvent les parois des vaisseaux sont molles, comparables à de la baudruche, et se déchirent sous la pince qui les saisit. Il est vrai que si les artères sont athéromateuses la pression de la pince suffira également à les déchirer. Dans ce cas l'hémorrhagie artérielle est de la plus haute gravité. L'athérome généralisé doit faire rejeter toute tentative d'extirpation.

Dans le cas d'hémorrhagie veineuse, l'écoulement se fait en nappe et non en jet puissant, ce qui ne permet pas de placer immédiatement une pince sur l'orifice béant du vaisseau. La blessure des grosses veines du cou n'est pas toujours d'un pronostic fatal puisqu'on trouve la relation de plusieurs cas de thyroïdectomie où l'opérateur fut obligé de réséquer une portion notable de la jugulaire interne blessée pendant l'opération ou envahie par un néoplasme malin. Dans plusieurs de ces cas le malade guérit. Malgré ces cas de guérison on doit considérer l'ouverture des grosses veines comme étant un accident d'une haute gravité. A ce propos nous ferons remarquer, avec M. le professeur Poncet, quelle est la gravité de l'ouverture d'une veine de moyen calibre près de son embouchure dans un vaisseau de gros volume. Dans ces cas le bout de la veine blessée se rétracte énormément; on a pour ainsi dire alors une boutonnière latérale du gros vaisseau, dont la veine blessée était un affluent.

β) *Secondaires.* — Elles sont assez rares. Mosetig cite cependant une observation dans laquelle la pression d'un drain aurait déterminé l'ulcération d'une grosse veine.

3° Hémorrhagie parenchymateuse. — Pour être moins effrayante au début, elle n'en est pas moins dangereuse, car il est difficile d'appliquer des pinces hémostatiques sur le tissu glandulaire. Celui-ci se déchire sous la pression de l'instrument. On pourrait dans ces cas employer soit le thermo-cautère, soit plutôt le tamponnement momentané avec des boulettes de gaze trempées dans le perchlorure de fer.

Les dangers toujours imminents de l'hémorrhagie doivent inspirer au chirurgien la plus grande réserve dans son intervention. Il doit bien être pénétré de cette idée capitale qu'on ne doit jamais diviser une bride de tissu dans la région thyroïdienne sans avoir appliqué au préalable soit *deux ligatures, soit deux pinces à pression continue, dans l'intervalle desquelles on pratique la section.*

De plus, l'hémorrhagie de quelque importance ne sera coërcible qu'autant que le vaisseau divisé sera parfaitement visible et facilement accessible à la pince hémostatique. C'est cette nécessité où se trouve le chirurgien d'avoir toujours sous les yeux les tissus qu'il va diviser qui nous a fait rejeter l'incision médiane unique comme devant être employée de rigueur. Avant tout il faut pouvoir à chaque instant constater par la vue les progrès de l'extirpation, et le doigt du chirurgien ne jamais s'aventurer là où son œil ne peut pénétrer.

II. — Entrée de l'air dans les veines.

On ne trouve cet accident noté que trois fois dans les observations de thyroïdectomie publiées jusqu'ici. Un des malades de Billroth opéré en 1877, à la suite de l'entrée de l'air dans une veine, présenta quelques jours après une thrombose de la jugulaire interne et de la sous-clavière. Malgré cet accident le malade guérit. Une opérée de Borel (de Neufchatel), jeune fille de 18 ans, succomba le 7 juin 1881, 6 jours après l'entrée de l'air dans une veine.

Woëlfler a cité un cas d'aspiration de l'air par la veine thyroïdienne inférieure, au Congrès de Berlin ; la mort fut immédiate.

III. — Lésions des nerfs.

Les cordons nerveux qui peuvent être blessés pendant la thyroïdectomie sont le pneumogastrique, le nerf laryngé inférieur et le grand sympathique.

Le *pneumogastrique*, par sa situation profonde est ordinairement à l'abri de toute déchirure, mais on peut trouver comme accident le plus fréquent une suffusion sanguine parfois considérable de sa gaîne, comme l'a observé M. le professeur Julliard et comme nous le trouvons noté dans une de nos observations. Dans les deux cas les malades sont morts. Il est vrai que dans ces deux cas il n'est pas démontré que la mort soit uniquement attribuable à l'épanchement sanguin observé dans la gaîne du tronc nerveux. L'imbibition du pneumo-gastrique par l'acide phénique entraîna la mort dans un cas de Riedel.

On a pu cependant observer des lésions du pneumogastrique, qui, malgré leur gravité n'ont point entraîné la mort. Lücke (1), rapporte le cas d'une femme de 28 ans chez laquelle il excisa le pneumo-gastrique sur une longueur de 12 centimètres. La patiente n'éprouva ni troubles respiratoires ni troubles cardiaques.

Maurer (2) et Fischer (3) citent plusieurs exemples

(1) Lücke. *Centralblatt für chirurg.*, 1880, n° 36.
(2) Maurer. *Berlin, Klin., Wochenschrift*, 1882. n°s 26 et 27.
(3) Pitha et Billroth. *Handbuch der chirurg.*, t. III, p. 94.

de section ou d'excision de ce nerf avec survie des opérés.

La lésion du tronc du nerf grand sympathique est extrêmement rare. Mais, par contre, on observe assez souvent des lésions des nerfs récurrents laryngés. Ces cordons nerveux peuvent être compris dans une ligature, sectionnés ou même enserrés dans les tissus ambiants après la réunion de la plaie.

Les lésions de ces nerfs peuvent exister même avant l'opération, et alors le malade présente en général la paralysie d'une corde vocale due à la compression des récurrents par la tumeur. Le plus souvent, les altérations de la voix et de la déglutition ne surviennent que pendant le cours de l'opération, ou quelque temps après, quand la réunion s'est effectuée complètement. Diverses autopsies ayant démontré que les récurrents étaient intacts, alors que les troubles de la phonation s'étaient produits pendant la vie, Michel (de Nancy) a émis l'opinion que ces troubles de la déglutition et de la parole pouvaient être imputés à la lésion du rameau externe du nerf laryngé supérieur qui se rend au muscle crico-thyroïdien et au constricteur inférieur du pharynx, muscles dont le rôle n'est pas sans importance dans l'occlusion de la glotte et la déglutition.

M. le professeur Julliard fait remarquer dans son mémoire que l'opération ne peut pas modifier heureusement la voix du patient. Une de nos observations semble au contraire démontrer que la voix peut s'améliorer après l'opération, le témoignage du malade est formel sur ce point. Par contre, il arrive souvent, soit pendant, soit après l'opération, de l'aphonie ou de la raucité de la voix. Ces troubles de la phonation sont dûs souvent à la section des récurrents, mais parfois aussi à leur simple dénudation, aux tiraillements que subissent les rameaux thyroïdiens des nerfs laryngés. Les troubles fonctionnels dus à ces dernières lésions ne sont pas fatalement permanents et souvent l'aphonie disparaît au bout d'un certain temps.

IV. — Lésions des organes voisins.

On les observe surtout dans le cas de tumeurs malignes de la thyroïde, car alors le chirurgien doit poursuivre le néoplasme jusqu'à ses dernières limites. C'est dans des cas analogues que Bircher (*loc. cit.*) dut enlever le larynx, la paroi antérieure de l'œsophage et quelques anneaux de la trachée. On conçoit sans peine combien le pronostic est aggravé par cette mutilation d'organes importants.

Si le goître adhère par son pédicule aux premiers anneaux de la trachée, on peut, sans inconvénient bien grave, réséquer une portion de la partie antérieure de ces cerceaux, en respectant toutefois la muqueuse. Dans aucun cas, cette résection n'a eu de conséquence sérieuse.

V. — Troubles des voies respiratoires.

Des accès de dyspnée plus ou moins intenses s'observent très fréquemment pendant la thyroïdectomie. Ils peuvent entraîner à brève échéance un dénouement fatal, si l'intervention de l'opérateur n'est pas très rapide. Ces

accès de suffocation tiennent le plus souvent aux tiraillements exercés sur la trachée pendant la dissection
de la tumeur. Souvent aussi, la courbure brusque du
conduit aérien ramolli peut obturer complètement sa
lumière et provoquer rapidement la mort par asphyxie.
Dans un cas de Rose, la mort fut foudroyante à cause de
la dilatation et de l'état graisseux du cœur.

La trachéotomie, dans la plupart des cas, devra être
pratiquée immédiatement et suivie de l'insufflation pulmonaire. Quelquefois la trachée mise à nue et dissé-
quée, n'étant plus soutenue par le goître qui lui servait
de tuteur, s'affaisse sur elle-même après l'extirpation
complète. Dans ce dernier cas, il faut pratiquer une trachéotomie préventive et laisser pendant quelque temps
la canule en place jusqu'à ce que les cerceaux cartilagineux aient repris un peu de leur consistance.

Ces troubles de la respiration seront encore plus redoutables si le patient présentait avant l'opération quelque
affection des voies respiratoires : pleurésie, emphysème,
bronchite. Dans ce dernier cas, les mucosités peuvent
s'arrêter au niveau du point rétréci de la trachée et provoquer la suffocation.

L'anesthésie par l'éther, en augmentant les sécrétions
bronchiques, surtout chez les enfants, suffit quelquefois,
même en dehors de la thyroïdectomie à provoquer une
asphyxie souvent alarmante. Cet agent anesthésique ne
doit cependant pas être rejeté pour ce seul motif, car il
est infiniment moins dangereux que le chloroforme.
Un malade atteint de bronchite ne devra être opéré
qu'après complète guérison de l'affection intercurrente,
si toutefois les accidents ne sont pas trop pressants. Les

secousses de la toux pourraient en effet compromettre,
et le succès de l'opération et la réunion immédiate.

§ II. — ACCIDENTS CONSÉCUTIFS.

1° *Complications broncho-pulmonaires.* — Elles surviennent plus ou moins tardivement après l'opération,
et consistent en pleurésies, pneumonies, ou même pneumothorax. Dans le cas unique de Nussbaum, la plèvre
fut perforée pendant l'opération au sommet du poumon
gauche. Le malade mourut.

La pneumonie peut survenir à la suite de la pénétration de matières alimentaires solides dans la trachée.
Un opéré de M. le professeur Julliard a succombé à la
suite d'une pneumonie par aspiration (*Schluckpneumonie* des Allemands). Cette complication sera facilement
écartée si, pendant les premiers jours qui suivent l'opération, le malade est nourri uniquement d'aliments
liquides. Jusqu'au quatrième jour, on pourra même ne
donner que de l'eau plus ou moins alcoolisée.

L'irritation déterminée par l'opération au niveau du
tronc du pneumogastrique pourrait provoquer certains
troubles trophiques amenant à leur suite une pneumonie
hypostatique analogue à celle qui a été signalée dans les
cas de rétrécissement cancéreux de l'œsophage.

2° *Accidents inflammatoires et septiques.* — Très fréquents avant l'emploi du pansement de Lister, ils
tendent à devenir de plus en plus rares. Ces complications

ont causé la mort beaucoup plus souvent que les hémorrhagies, car les premiers opérateurs n'avaient aucun
moyen de soustraire leur malade à tous les accidents
septiques des plaies. Les plus fréquentes de ces complications sont, outre l'érysipèle qu'on peut observer là
comme partout ailleurs, le phlegmon du cou et la médiastinite.

Elles doivent être attribuées soit à l'exposition trop
prolongée de la plaie à l'air extérieur, soit aux *ferments
contages* de M. le professeur Lefort, déposés à sa surface
par la main ou les instruments du chirurgien, soit enfin,
à l'emploi de fils à ligature infectés de germes septiques.
Kocher (*loc. cit.*) dit avoir perdu deux de ses malades
de septicémie causée évidemment par du catgut mal préparé.

La *médiastinite* est surtout fréquente chez les opérés,
qui présentent encore après la thyroïdectomie un certain
degré de dyspnée. Il se produit alors du tirage sus-ster-
nal comme dans le cas de croup. Un malade de Billroth
présenta après un pansement ouvert à l'huile phéniquée
un curieux phénomène : à chaque inspiration, l'huile
phéniquée et le pus disparaissaient dans une poche rétro-
sternale et remontaient en gargouillant à chaque expi-
ration. Les particules septiques sont ainsi attirées dans
le tissu cellulaire lâche du médiastin, terrain très favorable à la diffusion de l'inflammation. Rose conseille
dans ce cas de faire la trachéotomie pour prévenir ces
efforts énergiques d'inspiration, mais, comme le fait
remarquer Kocher, si le pansement est strictement antiseptique, les efforts d'inspiration provoqueront du
tirage, mais les tissus étant absolument sains, cette

dépression du creux sus-claviculaire n'aura aucune conséquence fâcheuse. Si, au contraire, on pratique la trachéotomie, l'asepsie est impossible. Les principaux symptômes de la médiastinite sont : une dyspnée extrême avec douleur rétro-sternale intense, élévation considérable de la température, anxiété précordiale, respiration presque exclusivement diaphragmatique. La médiastinite est une complication très grave. Tous les malades sur lesquels on l'a observée sont morts.

3° LA MORT SUBITE a été notée cinq fois par M. Liebrecht, dans son mémoire. Un malade de M. Julliard mourut au moment où l'on faisait l'incision cutanée. Dans le plus grand nombre de ces cas la mort a pu être rapportée à une coudure brusque de la trachée avec arrêt immédiat de la respiration et syncope.

4° TROUBLES PSYCHIQUES. — Quelques auteurs ont voulu faire du corps thyroïde le régulateur de la circulation intra-crânienne. Borel, Woelfler, Sick, ont observé après l'extirpation de cette glande quelques cas de manie qui sembleraient corroborer cette opinion. Deux patients de Borel furent frappés de stupeur pendant quelques jours ; ils présentaient des symptômes d'agitation et de mélancolie. La troisième malade se figurait être un chamois auquel un coup de feu avait emporté le dos. Cette idée s'évanouit lorsqu'on lui eut permis de toucher son dos.

Kocher cite deux cas analogues. Chez la première malade il observa, sept à huit semaines après l'opération, un changement d'humeur considérable : d'enjouée et gaie la malade devint maussade et paresseuse. Un jeune enfant de dix ans devint aussi taciturne et sombre.

Quelques observations tendent à démontrer que l'hystérie peut subir une notable aggravation après la thyroïdectomie. MM. Reverdin citent le cas d'une de leurs opérées qui, après avoir présenté de la tétanie après l'opération, éprouva pour la première fois de vives douleurs pendant ses règles qui, jusque là avaient été indolentes, puis à la suite d'une vive émotion présenta des symptômes hystériques manifestes : mutisme, dyspnée purement nerveuse avec crises paroxystiques. Par contre, chez une autre de leurs malades, l'hystérie a été manifestement amendée par l'opération et les crises ont totalement disparu.

5° TROUBLES CIRCULATOIRES. — Sont surtout manifestes immédiatement après l'opération. Ils se traduisent par la petitesse et l'accélération du pouls. Un de nos malades eut jusqu'à 160 pulsations par minute. La face est pâle, décolorée, les extrémités glacées, la respiration est difficile, embarrassée. En somme tous ces accidents rappellent l'ensemble symptômatique qu'on a appelé choc traumatique. L'anesthésie, l'absorption de vapeurs phéniquées, la longueur de l'opération, la perte de sang, en sont les facteurs principaux, mais on doit y faire entrer pour une très large part la contraction vasculaire réflexe déterminée par l'étranglement des divers filets du nerf grand sympathique compris dans les ligatures. Nous ajouterons même que ce choc traumatique peut avoir des conséquences rapidement funestes, comme le prouve notre observation n° 5.

§ III. — ACCIDENTS DE L'EXTIRPATION TOTALE.

Outre la série déjà bien longue des complications de l'extirpation partielle, il en existe deux autres qui jusqu'ici paraissent être l'apanage exclusif de l'extirpation totale.

Nous voulons parler de la *tétanie* et du *myxœdème opératoire*.

1° La tétanie a été observée surtout chez les femmes; cependant Kocher l'a observée une fois chez un petit garçon. MM. Reverdin l'ont constatée trois fois après l'extirpation totale ; une de leurs malades a succombé. Ce n'est qu'à l'occasion d'un mouvement nécessité par le pansement que la tétanie s'est montrée pour la première fois dans ces trois cas. Elle s'est manifestée par une certaine gêne dans le mouvement des mains ; celles-ci étaient convulsivement fermées, et lorsqu'on les ouvrait elles se refermaient de nouveau. Le pouce était fléchi dans la paume de la main, les autres doigts fléchis dans leurs articulations métacarpo-phalangiennes, les autres articulations en extension forcée. Une fois la contracture fut unilatérale. La tétanie persista peu de temps puis disparut sous l'influence du bromure de potassium ; une des malades sucomba.

La tétanie est en général limitée aux membres supérieurs ; quelquefois elle s'étend aux muscles de la face, de la mâchoire et peut-être au diaphragme.

Les 10 cas de tétanie observés de 1877 à 1883, par

Billroth sur 68 opérations, concernent tous des femmes et ont toujours succédé à l'extirpation totale. Deux de ces cas ont été mortels. Woelfler qui en a donné la relation au XII⁰ congrès des chirurgiens allemands la considère comme une affection du grand sympathique. MM. Reverdin la regardent comme un phénomène réflexe dû à l'irritation des nombreux filets de ce nerf intéressés pendant l'opération.

Comment expliquer la production de la tétanie dans les seuls cas d'extirpation totale ? La glande thyroïde serait-elle destinée à jouer le rôle de centre de certains phénomènes réflexes ? La tétanie accompagne souvent les phénomènes de collapsus et de refroidissement dont nous venons de parler et ne serait que la manifestation d'un désordre nerveux considérable qui amène la mort par le trouble qu'elle apporte dans les grandes fonctions. Telle est du moins l'explication qu'en donnent MM. Reverdin.

2° La complication la plus inattendue, qui ne se présente également que dans le cas d'extirpation totale est constituée par ce que MM. Reverdin ont appelé le *myxœdème opératoire*. Nous ne voulons donner sur cette complication que certains détails indispensables car une description complète sortirait du cadre de notre sujet. Du reste on pourra consulter sur ce point spécial divers mémoires (1) publiés en Suisse. Sur 17 extirpations totales ces accidents se sont produits 5 fois.

Deux ou trois mois après l'opération, quand le chirurgien se félicite de l'heureuse issue de son intervention,

___

(1) Lombard. Sur les fonctions du corps thyroïde d'après les documents récents. *Revue médicale de la Suisse romande*, 1883. — A. Mayor. La cachexie pachydermique, *ibid*.

le malade commence à se plaindre d'un état de faiblesse générale avec pâleur anémique. Une sensation de lassitude envahit tous les membres, la marche est extrêmement pénible ; parfois de vives douleurs se manifestent dans les parties profondes des membres. Au niveau des extrémités supérieures on observe surtout de la maladresse, de la difficulté à exécuter les mouvements qui exigent une certaine précision. En même temps le malade devient extrêmement frileux, cette sensation de froid persiste même en été et a duré dans quelques cas pendant deux ans. On observe divers troubles de la digestion : anorexie dyspepsic, altérations du sens du goût.

Les fonctions intellectuelles sont manifestement atteintes, mais cette diminution de leur activité n'est pas comparable à ce qu'on observe dans le crétinisme, quoique le facies des malades rappelle celui des crétins ; les réponses, quoique lentes, sont justes. Cette lenteur dans l'élocution tient non seulement à une certaine gêne des mouvements de la langue, mais encore à un retard manifeste dans la conception des idées.

Les divers sens spéciaux, de même que la sensibilité générale, n'ont pas paru très altérés dans les cas observés par MM. Reverdin.

Le phénomène qui frappe, à première vue, est la teinte de la peau. Celle-ci pâlit à mesure que la faiblesse augmente ; le fond du teint est blanc jaunâtre, plus ou moins accusé, c'est une teinte terreuse, analogue à celle qu'on observe chez les crétins. L'analogie est plus complète encore s'il se produit de la bouffissure de la face. La teinte terreuse du visage peut être unilatérale et s'accompagner d'un abaissement de température également unilatéral. La bouffissure peut prédominer d'un côté, s'étendre aux mains et aux membres inférieurs; elle simule alors l'œdème brightique, mais on ne trouve pas d'albumine dans les urines et la pression du doigt ne détermine pas de dépression en cupule, comme dans l'œdème ordinaire. La bouffissure des membres s'accompagne d'arrêt de la sécrétion sudorale.

La marche de ce myxœdème opératoire est assez caractéristique ; l'affaiblissement se montre dans les quatre mois qui suivent l'opération ; mais, après ce terme, les malades n'en sont cependant pas toujours à l'abri.

Les phénomènes initiaux : pâleur, faiblesse, anémie, vont en progressant, puis apparaît la bouffissure qui, cependant, est loin d'être constante. A la même époque se montrent la pesanteur des membres, la paresse musculaire.

Après une période d'état souvent fort longue, ces symptômes s'atténuent avec une extrême lenteur. Dans les observations de MM. Reverdin, l'état du malade était simplement amélioré après deux ans et huit mois; dans une autre observation, au bout de deux ans et sept mois, il ne restait qu'une diminution légère des forces, de la mémoire et la sensation de froid. Le retour des forces se fit attendre deux ans dans un autre cas.

Dans toutes les observations, l'amélioration est lente, mais progressive et manifeste.

Diverses conséquences importantes doivent être signalées après l'extirpation totale chez les jeunes sujets. Une jeune fille, opérée par Kocher, en 1874, pendant la période de croissance, subit un arrêt de développement considérable. Neuf ans après l'opération, elle était devenue presque crétine.

MM. Reverdin n'ont pas seuls observé cette complication de la thyroïdectomie. Un des 31 opérés de M. Julliard, jeune homme de 17 ans, a présenté, deux ans après l'opération, une grande faiblesse musculaire, de la bouffissure des mains et des pieds ; sa croissance s'est arrêtée.

Les observations de Kocher viennent corroborer celles que nous avons déjà citées. Sur 28 patients ayant subi l'extirpation totale, une malade a eu de l'anasarque, de l'ascite, de l'anesthésie des membres ; elle a toujours froid ; un autre a les membres comme paralysés. Seize autres opérés, ont éprouvé des symptômes analogues à ceux précédemment décrits.

Diverses hypothèses ont été tour à tour émises sur la pathogénie du myxœdème opératoire. A première vue, on serait tenté d'assimiler cet état des opérés de goître au crétinisme. Pour MM. Reverdin, l'analogie est trop grossière pour être maintenue. La bouffissure est loin d'être aussi constante et surtout aussi accusée que chez les crétins ; les mouvements sont lents à se produire, mais atteignent leur but. Les réponses sont lentes mais justes. Enfin, la marche des symptômes, après une période d'état plus ou moins longue, tend à devenir décroissante.

Cette singulière affection paraît se rapprocher jusqu'à fusion complète de *l'état crétinoïde pouvant survenir chez les femmes à l'état adulte* décrit pour la première fois par W. Gull, en 1874. Ord, à la suite d'une autopsie la nomma *myxœdème,* l'analyse chimique lui ayant dé-

montré que le gonflement de la peau était dû à une infiltration de son tissu par de la mucine. Charcot désigne
cette même affection sous le nom de *cachexie pachydermique*.

Les troubles intellectuels sont à peine ébauchés dans
le myxœdème opératoire et sont au contraire très évidents
dans certaines observations de cachexie pachydermique.

Mais ce qui constitue un caractère commun des plus
importants, c'est l'atrophie de la thyroïde dans les deux
cas.

En admettant que l'atrophie du corps thyroïde soit le
fait initial du myxœdème (ce qui n'est pas démontré), il
faudrait s'arrêter à l'hypothèse suivante pour expliquer
la bouffissure de la face et des membres. La glande thyroïde sépare du sang à l'état normal une substance plus
ou moins analogue ou même identique à la mucine. Si
cette glande cesse de fonctionner ou est supprimée, la
substance en question va s'accumuler dans le sang. Elle
se dépose ensuite dans les divers tissus : peau, muscles,
tissu cellulaire.

On trouve immédiatement de sérieuses objections à
cette théorie hématopoiétique.

Pourquoi les accidents généraux : faiblesse, anémie,
lenteur des mouvements, apparaissent-ils tardivement ?
L'altération du sang étant très rapide, ses conséquences
devraient se manifester immédiatement. Pourquoi ces
mêmes phénomènes ne s'observent-ils pas alors que la
glande thyroïde est dégénérée en un vaste kyste, et sa
substance propre transformée en une mince coque ?
Pourquoi, enfin, ce myxœdème subirait-il une amélioration lente mais progressive ?

La pâleur et la bouffissure sont, dans certains cas, d'une façon nette et permanente, plus accusées d'un côté de la face, plus évidentes sur le membre du côté droit, par exemple. Ce fait ne saurait recevoir d'explication plausible, s'il s'agissait simplement d'un trouble de l'hématopoièse.

Pour MM. Reverdin, cette complication doit être provoquée par des troubles du système nerveux. Le corps thyroïde, recevant de nombreux filets du nerf grand sympathique jouerait lui-même un rôle important dans l'innervation vaso-motrice. La suppression de ce centre serait le point de départ des accidents.

En résumé, l'excitation répétée, la contusion, la ligature des nombreux filets du grand sympathique qui se rendent à la thyroïde, expliqueraient :

1º La pâleur des téguments, le collapsus, le refroidissement, les troubles circulatoires qui suivent immédiatement l'opération ;

2º La tétanie ;

3º Les troubles tardifs connus sous le nom de myxœdème opératoire.

OBSERVATIONS INÉDITES

OBSERVATION I. — (Due à l'obligeance de M. LÉTIÉVANT, chirurgien titulaire de l'Hôtel-Dieu de Lyon, professeur-adjoint à la Faculté). — *Goître parenchymateux.* — *Suffocation.* — *Ablation totale.* — *Guérison.*

Eymin (Fleury), 33 ans, cultivateur, né à Saint-Pierre-la Palud (Rhône) ; entré le 14 mars 1881, salle Saint-Louis, n° 53 bis.

Personne n'a eu de goître dans sa famille. Personnellement, il a toujours joui d'une excellente santé. Vers l'âge de 12 ans, il constata la présence d'une tumeur solide siégeant au niveau de la glande thyroïde. Cette tumeur avait à peu près, à cette époque, la grosseur d'un œuf de pigeon. Elle était dure, résistante au toucher, était entraînée pendant le deuxième temps de la déglutition et n'occasionnait aucune douleur.

Stationnaire jusqu'à l'âge de 16 ou 17 ans, elle prit à cette époque un développement assez rapide et atteignit le volume d'un gros œuf de poule.

A partir de ce moment, le malade éprouva pendant son travail, à la moindre fatigue, des accès de suffocation. La dysphagie n'était pas très accusée.

A son entrée à l'Hôtel-Dieu, ces phénomènes de suffocation persistent. Pendant l'inspiration, la tumeur est pour ainsi dire aspirée derrière le sternum. Comme elle est très adhérente à la trachée, on ne peut songer à fixer la tumeur aux téguments par la méthode de Bonnet.

Sur les instances du malade et vu les troubles fonctionnels qui font craindre des accès de suffocation plus dangereux, on se dispose à faire l'ablation de la tumeur.

Le 23 avril 1881, on pratique la thyroïdectomie.

Anesthésie à l'éther. Incision verticale sur la ligne médiane, allant de l'os hyoïde sur la fourchette sternale. On trouve sur la ligne médiane une artère de Neubauer qu'on lie avec précaution. On dissèque la tumeur avec les doigts et au moyen de ciseaux mousses fermés. On rencontre de nombreux vaisseaux, soit artériels, soit veineux, sur lesquels on pratique une double ligature au catgut.

Pas la moindre hémorrhagie ni le moindre accident pendant l'opération.

Après l'ablation de la glande entière, on procède à la suture des lèvres de la plaie et on place un drain pour favoriser l'écoulement des liquides.

Pansement antiseptique de Lister, strictement exécuté. On place sous la gaze phéniquée des éponges neuves destinées à faire de la compression.

On pratique le premier pansement le 25 avril, on ne trouve pas une goutte de pus. La température a oscillé depuis l'opération entre 38° 2 et 38° 9. Le 25 avril, au soir, la température monte à 39°. C'est la température maxima. A partir de ce jour, la température tombe progressivement de 38° 1 à 37° 5.

On pratique des pansements tous les jours. Le 5 mai, la plaie est complètement cicatrisée.

Le 13 mai, le malade quitte l'hôpital complètement guéri.

OBSERVATION II. — *Extirpation partielle. — Goître médian. — Dyspnée. — Dysphagie. — Guérison. — Hystérie.*

Périer (Marie), 22 ans, domestique. La menstruation s'est établie à 18 ans, elle est irrégulière et précédée d'une leucorrhée légère.

Depuis l'âge de 16 ans, la malade portait une petite tumeur solide, indolente, siégeant au niveau de la région médiane du cou vers l'hysthme de la thyroïde. Au début, elle n'avait que la grosseur d'une noisette.

Peu à peu, la tumeur augmenta notablement de volume et provoqua des troubles progressifs de la respiration et de la déglutition.

M. le professeur Poncet se décide à pratiquer l'ablation de la petite tumeur, qui, en s'enfonçant derrière le sternum, provoquait des accès de dyspnée de plus en plus intenses.

Le 20 mars 1882, la malade est anesthésiée à l'éther. On pratique sur la région médiane du cou une petite incision verticale et unique.; on enlève le petit goître, qui présentait alors le volume d'une mandarine.

Pas d'accident pendant l'opération.

Au bout de huit jours, la plaie étant presque complètement cicatrisée, la malade sort.

Elle revient de temps en temps à l'hôpital, pour se faire passer la sonde œsophagienne.

La dyspnée a complètement disparu après l'opération, mais la dysphagie persiste et paraît même s'être accentuée légèrement.

Depuis l'opération, la malade s'est aperçue elle-même que son caractère s'était modifié. Elle est beaucoup plus impressionnable et éprouve des douleurs soit dans l'abdomen, soit au niveau des apophyses épineuses.

Hémianesthésie à droite, ovarie plus accusée du côté gauche.

La cicatrice consécutive à l'opération est sensible au toucher, notablement saillante. Elle n'adhère pas aux parties profondes. Elle mesure verticalement trois centimètres.

Observation III. — *Goître médian.* — *Ablation partielle de la glande.* — *Guérison* (Communiquée par notre collègue et ami M. Eparvier (interne des hôpitaux.)

Croz Gabriel, 19 ans, maréchal-ferrant, né à Corcelles (Rhône), entré le 17 mai 1882, dans le service de M. le professeur Poncet, à l'hôpital de la Croix-Rousse.

La mère de ce malade est porteur d'un goître du volume du

7

poing environ, très apparent, et qui ne lui occasionne aucune gêne.

Le malade entre lui-même à l'hôpital pour une tumeur de la glande thyroïde. A l'âge de 11 ans, il constata pour la première fois la présence d'une petite tumeur trilobée siégeant dans la région sous-hyoïdienne. Le lobe médian était peu appréciable, les lobes latéraux présentaient environ le volume d'une cerise. La tumeur augmentait de volume progressivement mais avec lenteur.

A l'âge de 17 ans le lobe médian prit un accroissement beaucoup plus marqué et commença à gêner un peu le malade. Cette gêne devint beaucoup plus considérable à l'âge de 18 ans et demi. Le malade éprouvait alors au niveau de la fourchette sternale une sensation de pesanteur, de contriction permanente. Souvent pendant les repas, le bol alimentaire était arrêté en un point de l'œsophage et le malade était alors obligé de faire de fréquents efforts de déglutition.

A son entrée la tumeur thyroïdienne était constituée par un lobe médian ayant à peu près le volume d'un œuf de poule et par deux prolongements latéraux peu appréciables. Elle est rénitente élastique, mobile sous le doigt et entraînée par le larynx dans les mouvements de déglutition. Le doigt peut en quelque sorte la réduire derrière la fourchette sternale et c'est l'interposition de la tumeur entre le sternum et la trachée qui paraît provoquer les accès de suffocation et la dysphagie. On peut introduire le doigt entre le sternum et le goître quand celui-ci est relevé, on peut alors presque atteindre la trachée.

En présence de cette dyspnée persistante et des troubles de la déglutition on se décide à pratiquer l'ablation de la tumeur.

23 mai. — Chloroformisation. — Incision longitudinale sur la ligne médiane. — On arrive facilement sur la tumeur qui envoie des prolongements à droite et à gauche. — La dissection est faite minutieusement et toutes les brides celluleuses coupées entre deux ligatures. On constate que la trachée est déviée à droite ; mais elle n'est pas ramollie et la tumeur lui est intimement adhérente. La veine jugulaire et la carotide du côté gauche sont déjetées vers la ligne médiane et presque sous le doigt de l'opérateur. L'ablation de la tumeur crée ainsi une vaste loge s'enfonçant sous la clavicule et le sternum ; au fond de la plaie, **on**

sent les battements de l'aorte. La tumeur était complètement solide.

Suture des 2 lèvres de la plaie ; un petit drain est placé dans la cavité, on saupoudre la plaie d'iodoforme. Le pansement de Lister est très soigneusement appliqué, température rectale le soir de l'opération, 38°3.

24 mai.—T. mat., 38°4 ; le soir, 39°2 ; petite hémorrhagie hier. — On pratique le premier pansement. Pas une goutte de pus.

7 juin. — Le dernier fil est tombé ce matin. Le malade se lève et se trouve très bien. La plaie cutanée bourgeonne, les lèvres de l'incision se sont légèrement écartées. Le malade éprouve un peu de gêne dans la déglutition mais elle diminue tous les jours.

27 juin. — Sort complètement guéri.

12 juillet. — Revient dans le service pour donner de ses nouvelles. Il n'éprouve actuellement aucune gêne dans la déglutition. — Santé générale excellente.

18 février 1884. — Le malade a éprouvé un peu de faiblesse générale et de lassitude pendant au moins six mois après l'opération. Il n'a jamais eu de bouffissure de la face ni des membres. La voix qui était un peu rauque et discordante avant l'opération est devenue normale. Les accès de dyspnée ont complètement disparu. L'extirpation de la glande thyroïde a été manifestement incomplète car on sent sur les côtés de la trachée deux lobes arrondis du volume d'une noix et qui suivent le larynx pendant les mouvements de déglutition.

La cicatrice cutanée est souple, lisse, non adhérente aux tissus profonds ; elle n'est pas trop sensible au toucher et mesure 4 centimètres 1/2 dans son grand axe, 2 centimètres dans son plus petit diamètre.

OBSERVATION IV. — *Goître parenchymateux.* — *Accès de suffocation.* — *Trachéotomie.* — *Extirpation totale de la glande thyroïde.*— *Hémorrhagie veineuse pendant l'opération.*— *Mort.* (Communiquée par notre collègue et ami M. POLLOSSON, interne des hôpitaux..

Pér. Louis-François, 15 ans 1/2, tisseur, né à Lhuys (Ain), entré le 20 août 1883 au service de M. le professeur Poncet, à l'hôpital de la Croix-Rousse.

Le malade habite Lyon depuis un an et demi environ. Il habitait antérieurement à Lhuys où il n'y a pas de goîtreux. Sa mère, âgée de 36 ans, a depuis l'âge de 15 ans environ le cou volumineux. Aucun autre membre de sa famille n'est porteur de goître.

Il y a 5 mois, le malade s'aperçut que son cou augmentait de volume ; la tuméfaction depuis cette époque a progressé continuellement. Pendant les 4 premiers mois la respiration n'était gênée que pendant une marche rapide ou lorsque le malade portait sur la tête quelque fardeau pesant qui fît fléchir le cou en avant. Le matin, la voix était souvent rauque et enrouée. La nuit, le malade avait un ronflement strident dont ses parents se sont fréquemment aperçus.

Depuis deux mois la tumeur a beaucoup augmenté de volume; elle provoque une dyspnée continuelle et surtout marquée pendant une marche un peu rapide. On entend à distance un sifflement laryngé et trachéal, il y a du tirage sus-claviculaire. Quand le malade dort le tirage augmente ; les muscles de la nuque et du cou entrent en jeu, les épaules sont soulevées à chaque inspiration, on entend alors un sifflement très prononcé. De temps en temps se produisent des accès de suffocation qui réveillent le malade. La voix est devenue grave et rauque.

La tuméfaction siège à la partie médiane et antérieure du cou. Elle est constituée par une tumeur dure, élastique, de consistance uniforme, composée d'une partie médiane étendue du cartilage thyroïde jusqu'à la fourchette sternale qui paraît même se prolonger derrière le sternum, et de deux portions latérales s'étendant sous les muscles sterno-cléido-mastoïdiens. La tumeur est entraînée par le larynx dans les mouvements de déglutition ; la peau glisse sur elle. Le cou à 36 centimètres de circonférence à sa partie moyenne et 38 centimètres à sa base. La tumeur est mobile sur les plans profonds

Le traitement au moyen de pommade iodée pour frictions, iodure de potassium à l'intérieur, ne produit aucun résultat. La gêne de la respiration augmente, les accès de suffocation nocturnes empêchent le malade de se livrer au sommeil.

Le 5 septembre 1883, à 2 heures du matin, le malade fut pris d'un accès de suffocation plus pénible que tous les précédents.

La respiration très anxieuse était saccadée. La face était violacée, le malade ne répondait plus aux questions qui lui étaient adressées. Il avait l'air de ne plus rien sentir.

La trachéotomie fut pratiquée séance tenante par M. Pollosson.

Elle présenta quelques difficultés à cause du goître qui recouvrait la trachée dans toute sa hauteur. Après une longue incision verticale sur la ligne médiane on essaya de relever ou d'abaisser la tumeur pour pratiquer la trachéotomie au-dessus ou au-dessous d'elle. Il était impossible de la mobiliser ; il était très dangereux de traverser la tumeur qui était très vasculaire et qui présentait au-devant d'elle des plexus veineux considérables et gorgés de sang. En essayant de mobiliser la tumeur à sa partie supérieure avec une sonde cannelée, M. Pollosson parvint à écarter un peu les deux lobes de la tumeur, et dans leur intervalle put pratiquer la trachéotomie. Il incisa le cartilage cricoïde et les deux premiers anneaux de la trachée. On put placer la canule; le malade respira alors très librement. A 9 heures du matin. M. le professeur Poncet entreprit l'ablation de la glande thyroïde. L'incision médiane de la trachéotomie n'ayant pas été suffisante, on fut obligé de pratiquer du côté gauche un débridement transversal, le sterno-mastoïdien fut coupé à moitié. La tumeur fut énucléée. Tous les vaisseaux apparents, toutes les brides celluleuses furent coupées entre deux ligatures· Malgré ces précautions on eut à diverses reprises des hémorrhagies veineuses très abondantes qu'on avait beaucoup de peine à réprimer avec des pinces hémostatiques. L'opération fut rendue beaucoup plus difficile par le fait de la trachéotomie. A chaque instant on redoutait de laisser entrer du sang dans la trachée, et de plus en relevant la tumeur on l'appliquait très fréquemment sur l'ouverture de la canule. Pour toutes ces raisons l'anesthésie fut jugée impossible et on se contenta de pratiquer au malade deux injections de morphine de 0,01 centigr. chacune.

La tumeur était très intimement unie à la trachée et dut en être séparée par une dissection au bistouri.

L'opération, pendant laquelle on dut appliquer une cinquantaine de ligatures au moins, dura deux heures et demie. On fut obligé de laisser dans la plaie quelques pinces hémostatiques.

Le malade éprouva un choc considérable à la suite de cette opération. La respiration ralentie se faisait 8 fois par minute, le pouls était petit, la peau froide et le malade avait une tendance

continuelle à s'assoupir. La respiration était irrégulière, et parfois
même complètement suspendue. On pratiqua des injections sous-
cutanées d'éther, des frictions sur les membres; on administra de
l'alcool et du café. Vers le soir, la respiration devint très accé-
lérée, la température monta à 40° et le malade succomba vers
10 heures du soir. A l'autopsie, on trouva la trachée molle et
aplatie transversalement, aucun nerf, aucun vaisseau important
n'étaient lésés.

OBSERVATION V. — *Goître parenchymateux suffocant.* — *Marche
rapide.* — *Extirpation totale.* — *Choc traumatique considérable. Mort* (Due à l'obligeance de notre collègue M. POLLOS-
SON).

Rever (François), 18 ans, serrurier, né à Neuville-sur-Saône
(Rhône), entré le 1ᵉʳ octobre 1883 dans le service de M. le professeur Poncet, hôpital de la Croix-Rousse.

Aucun des membres de la famille de ce malade n'avait eu de
goître. Cette affection est rare dans la localité qu'il habite.

Il y a trois ans, le malade a commencé à voir grossir son cou
d'une manière insensible et extrêmement lente. Il y a trois semaines, le corps thyroïde avait à peu près la moitié de son
volume actuel. Avant cette époque, le malade n'était que peu
incommodé par son goître; il éprouvait seulement un peu de
dyspnée quand il faisait un travail pénible ou une longue course.
La voix n'était pas altérée, le malade ne suivait jusqu'alors aucun
traitement. Il y a trois semaines, le corps thyroïde a commencé
à s'accroître d'une façon rapide. Le malade consulta un médecin
qui ordonna un traitement iodé intus et extra. L'administration
de l'iode ne produisit aucun arrêt dans la marche de la tumeur.
Dans l'espace de quinze jours, le volume de celle-ci doubla.

Actuellement le malade se plaint d'une dyspnée progressive;
au moindre effort, il étouffe. La voix est devenue rauque. Pendant la nuit, la respiration est fortement ronflante et sifflante, le
malade a pendant la nuit deux ou trois accès de suffocation qui
le réveillent.

La face est congestionnée, les veines du cou sont très dilatées.
La tumeur est régulière, bilobée, symétrique. Sa consistance
générale est dure, élastique. Les mouvements de déglutition lui

imprimant un mouvement d'ascension. Les parties latérales sont recouvertes par le sterno-mastoïdien étalé et tendu. Les veines jugulaires externes sont gonflées et très apparentes ; on observe aussi vers la ligne médiane, au-dessus de la fourchette sternale une veine verticale qui atteint le volume du petit doigt. Les deux carotides sont déjetées sur les parties latérales du goître, et à leur partie moyenne se trouvent sur une ligne qui réunirait l'apophyse mastoïde à l'extrémité externe de la clavicule., La tumeur est mobile sur les plans profonds ; elle n'a jamais été douloureuse spontanément. On trouve dans chaque loge sous-maxillaire un petit ganglion du volume d'un gros haricot. Ces ganglions, au dire du malade, existaient bien avant la période où la tumeur a pris un accroissement subit.

Circonférence maxima du cou 44 centimètres, hauteur verticale des lobes de la tumeur 12 centimètres ; sur la ligne médiane, on sent un sillon très profond qui semble indiquer la division de la tumeur en deux lobes distincts.

Du 1er au 27 octobre on continua sans succès le traitement iodé. La dyspnée devient presque continue, la voix est très rauque. La tumeur a acquis une consistance plus ferme, presque cartilagineuse en certains points.

27 octobre 1883. — On pratique la thyroïdectomie. On fait au malade, une demi-heure environ avant l'opération, une injection sous-cutanée de morphine de 0,02 centigr. On donne un peu d'éther au patient avant de pratiquer l'incision cutanée.

Incision verticale sur la ligne médiane depuis le cartilage thyroïde jusqu'au sternum. Dans le cours de l'opération on fut obligé de faire deux débridements transversaux de 5 à 6 cent. tombant sur le milieu de l'incision verticale. On pratique d'abord, le malade étant éveillé, l'ablation du lobe droit qui est très adhérent à la trachée. Chaque paquet vasculaire est pris entre deux fils de soie avant d'être coupé. Le lobe droit est enlevé sans perte de sang ; le malade supporte très bien l'opération. On procède alors de même pour le lobe gauche ; celui-ci est à peu près de même volume que le droit et n'est nullement relié avec lui. On applique les ligatures doubles de la même façon ; mais, pendant la dissection de la partie interne de ce lobe on a une hémorrhagie veineuse assez abondante et difficile à maîtriser. On place de nombreuses pinces hémostatiques.

Le malade pâlit, commence à se plaindre d'une faiblesse extrême. Le pouls est petit et très fréquent (160).

Pendant l'opération le malade se plaint à plusieurs reprises de douleurs violentes dans l'oreille correspondante au lobe qu'on enlève, ces douleurs s'irradient dans l'épaule du même côté.

Les ligatures ont été au nombre de 59, dont 25 ligatures doubles et 9 ligatures simples. L'opération a duré plus de trois heures. Les deux lobes enlevés pesaient ensemble 500 grammes.

Le goître enlevé, il ne se produit aucune hémorrhagie, on saupoudre la plaie d'une petite quantité d'iodoforme et on suture la plaie, après avoir mis un drain dans sa cavité. Le pansement de Lister lui est rigoureusement appliqué.

Après l'opération, le malade est très abattu, il n'a *pas d'aphonie*, mais il a les extrémités glacées. On les réchauffe au moyen de frictions sur les membres, on lui prescrit du vin, du café, de la chartreuse, pour le ranimer.

Dans l'après-midi, il se plaint de douleurs dans des points variés, dans les bourses surtout, à l'épigastre, à la tête.

La respiration devient rapide, il y a un peu d'agitation et de subdélirium. Le patient meurt à 4 heures 1/2.

Autopsie. — On ne trouve aucune lésion des carotides, des jugulaires ou des nerfs pneumogastriques. Quelques filets du récurrent gauche sont serrés dans une ligature, — Un peu d'infiltration sanguine dans le tissu cellulaire, celle-ci se prolonge dans la gaîne du pneumogastrique gauche, qui n'est pourtant ni coupé, ni serré, ni déchiré. La trachée présente, dans une hauteur de 6 à 7 centimètres, un aplatissement transversal considérable. A ce niveau, les cartilages sont ramollis et présentent une teinte un peu bleuâtre, différente de la teinte plus blanche de la trachée normale.

CONCLUSIONS

De l'étude qui précède nous croyons pouvoir tirer les conclusions suivantes :

La thyroïdectomie est une opération grave, par l'hémorrhagie considérable, le choc traumatique et les complications diverses qui peuvent l'accompagner. Elle ne doit être tentée que dans le cas où tous les autres moyens de traitement ont échoué, et dans les cas où des accès de suffocation, *tenant évidemment à la présence du goître*, mettent en danger la vie du malade.

Le pansement antiseptique scrupuleusement exécuté et la section de toutes les adhérences de la tumeur entre deux ligatures sont les conditions capitales du succès.

Les goîtres kystiques ne sont justiciables de l'extirpation que si *l'incision large avec drainage* et pansement antiseptique ont complètement échoué.

L'extirpation des goîtres *malins* est environnée des *plus grands dangers* et ne doit être tentée que dans le cas où l'absence de signes de cachexie ou d'adhérences avec les organes profonds permet de croire que cette extirpation pourra se faire sans délabrements trop considérables.

Chez les jeunes sujets, l'extirpation partielle doit être préférée à l'ablation totale par suite de l'arrêt d'accroissement qu'entraîne cette dernière opération. L'extirpation totale ne doit être pratiquée, même chez l'adulte, que s'il est impossible de laisser sans danger, dans la plaie, une minime portion de la thyroïde. Dans le cas de tumeur maligne l'extirpation totale est de rigueur.

INDEX BIBLIOGRAPHIQUE

ALBERTINI. — Esportazione di gozzo (*Il Morgagni*, 1880).

BARDLEBEN.— *Ueber Kropfexstirpation*. 12ᵉ congrès de la Société allemande de chirurgie, 1883.

BAUMGAERTNER. — Ueber Kropfexstirpationen. *Centralblatt für chirurg.* 1881, n° 43.

BÉGIN.— Extirpat. d'une tumeur du corps thyroïde. Guérison. *Bull. acad méd., Paris.* 1850. T. XV, p. III.

BEX. — *Revue de Hayem.* T. XIV, 1879.

BILLROTH. — *Chirurg. Klinik*, 1860-1867. Berlin. 1869. *Chirurg. Klinik*, 1868. Berlin. 1870. *Chirurg. Klinik.* 1870-1876. Berlin. 1879.

BIRCHER (H.). — *Die malignen tumoren der Schilddrüse. Samml. Klinis. Vortraege.* 1882, n° 222.

BOEKEL (J.). — Thyroïdectomie pour un goître suffocant. Guérison. *Meim. soc. med.* Strasb. 1881.

BOTTINI. — Sulla metodica estirpazione del gozzo. *Giorn. intern. delle sc. med.* Napoli. 1881.

BOUILLY. — Ablation d'un goître simple. *Bull. soc. chirurg.* Paris. 1881, novembre. *Revue de chirurgie.* 1882.

BOURSIER. —· *De l'intervention chirurgicale dans les tumeurs du corps thyroïde.* Thèse agrég. 1880. Paris.

BOUZOL. — *Trait. des Kystes de la thyroïde par Drainage capill.* Thèse. Lyon. 1881.

BRIÈRE D'YVERDON. — *Du traitement chirurg. des goîtres parenchymat.* Thèse de Berne. Lausanne. 1871.

BROCHIN. — ·Deux cas d'ablation de tumeurs thyroïdiennes, *Gaz. des hôpit.* 1880, n° 25.

BRUN. — *Dissert. sur le goître.* Paris. 1815

CABARRET. — Extirpation d'un goître. Guérison. *Bull. acad. méd.* Paris. 1849-1850.

COULON (G.). — *Du cancer du corps thyroïde.* Thèse. Paris. 1883.

DIONIS. — *Cours d'opérations de chirurg.* Paris. 1740.

GIRAUD. — *Journal de chirurg. de Desault.* Paris. 1792.

GOOCH. — Cases in Surgery, appendix. *Dict. des sc. méd.* T. XVIII.

KOCHER. — Die Indicationem zur Kropfexstirpation beim gehenwaertigen stande der Antisepsis. *Corr. Blatt. f. Schweizer Aerzte.* 1878, n° 23. — *Ueber Kropfexstirpation und ihre Folgen.* 12e cong. de la Soc. allem. de chirurg. Berlin. 1883.

LUCKE. — Die Krankheiten der Schilddrüse. *Pitha und Billroths handbuch der chirurg.* T. III. — *Ueber die chirurg. Behandl. des Kropfes* Sammlung Klinis Vortraege, n° 7.

LOMBARD (de Genève). — *Revue méd. de la Suisse Romande.* 1883. Fonctions du corps thyroïde.

LE BEC. — De l'extirpation du corps thyroïde. *Archiv. gén. de méd.* 1883.

LIEBRECHT. — Sur l'excision du goître parenchymateux. *Bull. acad. roy. de médec. de Belg.* 1883.

A. MAYOR. — Cachexie pachydermique, myxœdème. *Rev. méd. Suisse rom.* 1883.

MICHEL (de Nancy). — De l'extirpat. complète de la glande thyroïde. *Gaz. hebdom.* 1873.

MONOD. — Extirp. d'un goître. *Bull. de la Soc. chirurg. de Paris.* 1880.

NÉLATON. — Extirp. d'un goitre chez un homme de 20 ans. *Bull. Soc. anat.* 1835. T. X, p. 100.

PÉRIER. — Thyroïdectomie. *Bull. Soc. chirurg.* Juillet 1881.

PESME. — *De l'extirpation du goître.* Th. Strasb. 1868.

PÉTIT. — Goître, opération suivie de mort. *Bull. Soc. anat.* T. XXIII, p. 205. 1848.

POZZI. — Extirp. d'un goître. Mort. *Gaz. méd.* Paris. 1883.

REVERDIN (J.-L. et Aug.). — Note sur 22 extirpations de goîtres. *Revue méd. de la Suisse romande.* 1883.

REVERDIN (Aug.). — Extirp. de goître : guérison. *Journ. méd. et chirurg. prat.* 1880. (Rapportée dans le mémoire précédent).

RICHELOT. — Thyroïdectomie. *Société chirurg.* 1881, p. 817.

ROCHARD. — *Histoire de la chirurg. franç. au XIXe siècle,* p. 267. Paris. 1875.

ROSE. — Ueber Kropftod und radicalcur der Krœpfe. *Langenbecks archiv.* 1878. T. XXII, p. 1.

ROUX. — Extirpation d'un bronchocèle. *Bull. acad. méd.* Paris. 1850.

RUFZ. — Extirp. d'un goître par le Prof. Roux. *Arch. gén. de méd.* 2e sér. T. X, p. 25. 1836.

RULLIER. — *Recherches et observations touchant l'emploi de la chirurg. dans le trait. du goître.* Th. inaug. Paris. 1808. — Article « Goître » *Dict. Sc. méd.* T. XVIII. Paris. 1817.

Schiff. — Résumé d'une série d'expériences sur les effets de l'ablation des corps thyroïdes. *Rev. Médic. de la Suisse romande*.

Sédillot. — *Bull. acad. méd. de Paris*. T. XV. p. 1153. 1850.

Susskind. — *Ueber die Exstirpation von strumen*. Inaug. Abhandl. Tubingue. 1877.

Terrillon. — *Bull. Soc. chirurg*. 1880. Novembre
— — 1881. Novembre.

Tillaux. — Thyroïdectomie pour un goître exophtalmique. *Bull. acad. méd*. Paris, 1880, avril. — Sarcome de la thyroïde. Ablation. *Soc. de chirurg*. Paris. 1882. — Kystés de la thyroïde. Ablation. Guérison. *Soc. de chirurg*. Paris. 1883.

Voisin. — Extirp. d'une tumeur thyroïdienne. *Gaz. méd. de Paris*. 1836, p. 372.

Woelfler. — Zur chirurg. Behandl. des Kropfes. *Langenbecks archiv*. 1879. T. XXIV. — *Zur Exstirpation des Kropfes*. 12e congrès des chirurg. allemands. Berlin. 1883.

www.ingramcontent.com/pod-product-compliance
Ingram Content Group UK Ltd.
Pitfield, Milton Keynes, MK11 3LW, UK
UKHW021213220726
13924UKWH00003B/1497